내 몸에 꼭 맞는
동서양 음식궁합

내 몸에 꼭 맞는

EAT TO CURE

동서양 음식궁합

식이요법의 권위자(중국 6대(代) 명의) 왕샤오자이(王曉齋) 지음
심지언 옮김/ 정종호(약학박사) 감수

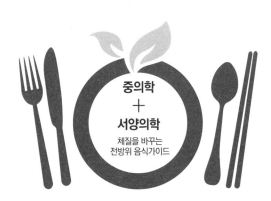

중의학
+
서양의학

체질을 바꾸는
전방위 음식가이드

종문화사

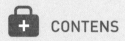 CONTENS

- 들어가기
- 추천의 말

Part 1
건강하게 먹기

Part 2

일반 질환의
건강관리 통합방안

6대(代)째 의사인 집안에서 태어난 나는 중국을 비롯해 해외에서도 다년간 임상 생활을 하면서 음식과 건강관리, 예방, 질병 치료의 중요성을 깊이 깨달았다. 조부 왕진제공은 명의로서 그 이름이 널리 오랫동안 알려졌고 건강하게 장수를 누리셨다. 부친 왕유제 역시 70여 년간의 동양과 서양의학을 결합한 임상 경험으로 장수하였다.

집안 대대로 의학을 공부하다 보니 가풍은 자연스럽게 건강하게 사는 법에 대해 중요시하는 분위기였다. 맛있는 음식을 먹는 것도 건강하게 장수하는 비법이라는 말은 필자에게 가장 깊은 감명을 주었다. 부친은 실력 있는 의사에다 동양과 서양의 퓨전음식을 직접 만들어 먹기도 하는 미식가였다. 그래서 어렸을 때부터 먹을 복도 많아 동서양의 맛이 모두 담긴 음식을 맛볼 수 있었다. 부친은 요즘 노인들이 단식하는 것에 대해 찬성하지 않는다는 입장이다.

"옛날 것을 따르라는 말은 잘못되었어. 쉰 살부터 늙기 시작해 예순에는 고기가 아니면 먹은 것 같지도 않고, 일흔이 되면 솜옷이 아니면 따뜻하지도 않고, 여든이 되면 사람이 아니면 온기가 느껴지지 않고, 아흔이 되면 사람한테서도 온기를 느끼지 못하지. 몸의 편안함은 먹는 것에서 나온단다. 먹는 것을 제대로 먹을 줄 모르면 이 세상을 살아가기에 부족하지. 좋은 것을 먹지 않는데 그게 되겠느냐?" 요즘 항간에 떠도는 말 중에 저녁밥은 귀신밥이라는 말이 있다. 저녁에 식사를 하는 것은 좋지 않다는 뜻이다. 사람의 교감신경과 부교감신경은 평형을 이룬다. 오후가 되어서도 먹지 않으면 부교감신경에 영향을 주어 밤에 잠이 오지 않고, 이것이 지속되면 면역력이 떨어져 병에 쉽게 걸린다. 늙으면 이가 안 좋고 소화력도 떨어진다. 즉, 장수는 건강관리와 맛있는 것과 관련이 있으며 잘 먹어야 한다는 말이다. 집안 내력으로 조부와 부친은 청나라 황족 애신각라 수민(愛新覺羅 · 壽民) 가족이 앓던 병을 치료해주었다. 그는 시를 써서 고마움을 전해왔는데 내용은 다음과 같다. "세상에 이름을 떨치는 뛰어난 의술은 훌륭한 처방과 음식 덕분이로다."(名醫鴻儒, 良藥好廚)

우리 집안은 환자를 진료할 때 환자의 식사습관으로 병의 원인을 분석한다. 보조치료법과 건강촉진법을 찾는 중요한 단계다. 예를 들어 한 환자가 어떤 병에 걸렸을 때 정확한 처방을 했다고 하자. 그런데 부적합한 음식을 먹어 환자에게 갑자기 두드러기가 났다. 이때 의사가 환자의 식습관을 자세히 물어보지 않고 원래의 바른 처방을 마음대로 고쳤다면 정확한 치료방향을 놓친 것이다. 고대 약왕(藥王)이라고 불리는 손사막은 다음과 같이 말했다. "무릇 병을 고치는 사람들은 반드시 먼저 병의 원인에 대해 잘 알고 있어야 잘못을 저지르지 않는다. 병은 음식으로 고칠 수 있고, 음식으로 고치지 못할 때 약으로 고치는 것이다." 음식이 몸에 잘 맞으면 건강증진 효과가 나타난다. 나쁜 것을 빼고 오장육부를 편안하게 하며 마음과 기분이 좋아지게 한다. 그 이유는 기혈을 만드는 데 몸속으로 들어간 음식이 제 역할을 하였기 때문이다. 음식을 잘 먹으면 우리 몸에 치료 및 보조치료 효과가 있어 병에서 빨리 벗어날 수 있다.

주위를 돌아보면 생활리듬이 너무 불규칙하거나 사회가 쉬지 않고 너무 빨리 움직인다. 드러나는 병적 증상은 없지만 곧 병에 걸릴 예비환자의 상태가 '아(亞)건강 상태'다. 언젠가 이 말이 갑자기 유행하면서 많은 사람들이 건강식품에 돈과 건강을 투자했다. 약을 먹을수록 복용하는 양이 늘어나 결국 자신을 걸어 다니는 약통으로 만들기에 이르렀다. 그런데 건강이 좋아지기는커녕 더욱 나빠지는 상황이 벌어졌다. 약의 부작용은 이미 현대인의 건강을 위협하는 무형의 존재가 되었다. 예전에 한동안 테트라사이클린을 먹는 것이 유행한 적이 있었다. 장기간 이 약을 복용하면 치아가 망가지는 것이 최대의 부작용이었다. 약의 부작용 예는 헤아릴 수 없을 만큼 많다. 서양의학의 아버지 히포크라테스도 '약을 음식으로 생각하지 말라'고 하였다. 오랜 역사를 지닌 서양과 동양의 음식은, 나무로 보자면 뿌리가 같으며 건강을 위한 최고의 조합을 이룰 수도 있다. 필자는 오랫동안 해외에서 살았다. 그 과정에서 중국과 서양의 의학을 결합하여 환자를 치료하고 맛있는 음식으로도 건강을 챙길 수 있다는 사실을 몸소 느끼면서, 맛있는 음식으로 많은 병을 치료하고 싶다는 생각을 갖게 되었다. 아프기 전에 미리 병을 예방하고, 병이 악화되는 것을 막으며, 수술 후 건강회복을 앞당길 수 있는 의학 정보를 건강한 여러분들과 함께 공유하고 싶다는 작은 소망으로 이 책을 썼다.

그런데 어려운 문제가 눈앞에 버티고 서 있다. 바로 다른 사람의 보약이 당신에게는 독약이 될 수 있다는 사실이다. 아주 오랜 역사를 가진 식이요법은 그동안 발전되어 오면서 세 가지 방식을 만들어냈다.

첫째는 '복권형'이다. 어떤 식품을 먹고 효과를 본 사람이 나타나면 모두가 맹목적으로 따라하는 것이다. 먹고 효과를 본 사람은 좋아서 난리가 나고, 아무런 효과를 못 본 사람은 그냥 쓰레기 버리듯 먹어오던 것을 모두 버린다. 이 현상은 로또복권과 유사하다. 복권에 당첨된 사람과 그렇지 않은 사람의 태도가 확연하게 다른 것과 닮았다. 이 식이요법은 개인의 선천적 유전자와 체질, 현재의 몸 상태, 지리적 환경 등의 차이를 반영해야 효과가 나타난다. 하지만 대부분은 그렇게 하지 않는다.

둘째는 '어쩌다 한 번은 맞겠지' 하는 식이다. 숲속에 새들이 나란히 앉아 있다고 상상을 해보자. 그냥 총을 쏘면 일부는 총에 맞아 떨어지고 일부는 날아가 버릴 것이다. 많은 사람들이 비타민을 한 움큼씩 입에다 넣고 또 음식을 먹는다. 어떤 사람은 이렇게 먹었는데 병이 나았고, 어떤 사람은 부작용으로 고생하기도 한다. 이런 경우는 병원에서도 자주 접한다.

셋째는 다음과 같다. 필자가 기업에 건강관리에 대한 강연을 하러 가면 꼭 내는 수수께끼가 하나 있다. '토끼가 당근을 미끼로 강물의 고기를 잡으려고 하였다. 그런데 정말 물고기들이 다 걸려들었다. 이유가 무엇일까?' 사람들의 대답도 모두 재미있다. 필자가 정답을 말하면 강연장은 한바탕 웃음바다가 된다. 정답은, '화가 나서 물고기들이 강물 위로 뛰어 오른다. 토끼가 먹는 당근을 물고기는 먹을 수 없어서'다. 이 정도면 설명이 충분할 것이다. 다른 사람의 보약이 자신에게는 독약이 될 수도 있다는 점이다. 지리적 위치가 다르고 타고난 체질, 기후 변화 그리고 현재의 몸 상태 이 모두가 건강에 영향을 미치는 구성요소가 되고, 이 구성요소 역시 고정되어 있지 않고 변한다. 우리의 생명은 우리가 어떻게 하느냐에 따라 줄어들 수도 늘어날 수도 있다. 그렇다면 우리는 자신의 건강 상태를 어떻게 파악해서 자신에게 알맞은 바른 식이요법을 할 수 있을까?

오랫동안 사회의 훌륭한 인사들을 위해 의료건강관리를 해온 경험 덕분에 중의학, 서양의학, 영양소, 약선뿐만 아니라 유전자 관련 신기술을 통합해 객관적인 식이요법 방안을 계획하는 데는 능숙하다. 이 기술을 통해 바른 식이요법을 선택할 수 있도록 여러분의 신체상황을 바르게 분석하는 것을 도와주려 한다. 예전에 유명한 스타가 있었다. 다이어트를 쉬지 않고 하는데 다이어트를 할 때마다 요요현상이 생겨 무척 힘들다고 하였다. 탄수화물 섭취를 줄이기 위해 매일 콩알만큼만 먹으면서 다이어트를 얼마나 오래 지속할 수 있을까? 유전자 검사에서 그녀의 탄수화물 대사는 정상으로 나오고 지방대사는 기능 저하의 결과가 나왔다. 그녀의 식이요법을 쌀밥을 줄이지 않고 지방 과다 섭취를 억제하는 쪽으로 바꾸었더니 아주 쉽게 다이어트에 성공할 수 있었다. 식욕이 왕성하지 않고 위도 작아서 많이 먹지 않는데 살이 찌는 사람의 경우도 있었다. 이 사람은 스트레스가 매우 심했다. 이런 부류의 사람들을 분석했더니 중의학에서 말하는 '생각이 비장을 상하게 한 것'이었다. 체내의 모든 습은 비장과 관련이 있다. 뚱뚱한 사람은 대부분 기가 허해서 기(氣)를 보하고 비장을 튼튼하게 하여 습독을 없애는 방법을 사용한다. 일명 맛있는 다이어트다. 잘 먹지도 못하는데 독소를 배출할 힘이 날까? 이 부류에 속하는 사람들에게 필자는 율무소고기찜, 후추돼지위장탕, 당근과 율무를 추천한다. 이 식품들은 기를 보하고 비장을 튼튼하게 하며 기의 운행을 조절하고 신진대사를 높인다. 따라서 맛있는 음식을 먹으면서 습을 없앨 수 있어 하나도 힘들지 않다.

다년간의 임상경험으로 얻은 깨달음은 '병이 수만 번 변화해도 환경을 기초로 한 건강이 예방과 치료의 핵심'이라는 사실이다. 우리 몸의 건강한 환경을 지키는 방법은 식이요법에 있다. 《암》이라는 필자의 책에서 체내의 환경을 보호하는 '청(淸), 보(補), 조(調)' 치료방법을 제시하였다. 청(淸)은 독소를 배출하고, 보(補)는 허한 것을 보하고, 조(調)는 기능을 조절해주는 것이다. 이와 같은 분석방법으로 식이요법을 객관화하여 자가 치유력을 가질 수 있다. 가장 좋은 약은 주방에 있고 맛있는 음식을 먹는 것이다. 모두의 건강을 위해!

호주 오팔 협회 전 회장

Mr. Gary Grimes JP

Past President Australian Opal and Gem Industry Association

Having lived and worked in remote inland Australia for 25 years enjoying a less than healthy diet. I was unsuccessfully treated with traditional western medicine. I was fortunate to meet with Dr. Wang who solved many of my serious health problems

(저는 사우스오스트레일리아 주에서 산 지 25년이 되었습니다. 건강하지 않은 불량식품을 좋아하고 많이 먹어서 병을 얻었습니다. 서양의학으로 치료를 했으나 결과는 성공적이지 못했습니다. 운 좋게 왕샤오자이 의사선생님을 만나 여러 심각한 건강 문제를 치료할 수 있었습니다.)

홍콩 스쿼시 우승, 도쿄올림픽 하키 선수

Mr. Farid Khan
Hong Kong squash champion, Tokyo Olympic hockey player

I was a 'bullet proof' young sportsman(1964 Olympic Hockey player and Hong Kong Squash champion). Now, in later I have experienced serious health issues which haven't responded to tradition medicines. I thank Dr. Wang for leading me on the road to recovery.

(저는 과거 운동선수(홍콩 스쿼시 우승, 도쿄올림픽 하키 선수)였지만 그후 심각한 병에 걸렸습니다. 서양의학 치료를 받았으나 효과가 없었습니다. 지금은 왕 선생님 덕분에 병이 호전되어 건강을 되찾았습니다. 매우 감사드립니다.)

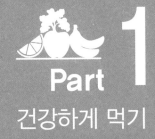

Part 1

건강하게 먹기

1-1 다양화 시대, 자신에게 맞는 음식을 선택하라

음식을 먹는 이유는 무엇이고 어떤 점을 유의해야 할까? 아무리 음식을 먹는 이유가 변한다고 해도 근본에서는 벗어날 수 없다. 근본이란 바로 동적 평형(動的平衡, Dynamic equilibrium)이다. 끊임없이 흐르면서 정교한 균형을 유지하는 것이다. 환경, 기후 및 자신이 지닌 여러 요인의 변화에 따라 음식의 음양 구조를 조절하여 인체의 음양 균형을 유지하는 것, 이것이 음식을 먹는 기본 원칙이다.

🔒 하루 동안 먹는 음식을 환경의 음양 변화에 맞춰라

하루 세끼를 도대체 어떻게 먹어야 할까? 결론부터 말하자면 세끼 식사는 하루 동안에 일어나는 음양의 승강(升降) 변화를 따라야 한다.

낮은 양에 속하고 밤은 음에 속한다는 사실은 대다수의 사람들이 알고 있다. 맞는 말이다. 하지만 양에 속하는 낮에도 역시 음양의 변화가 존재한다. 아침 해가 동쪽에서 떠오르기 시작하여 남쪽 정중앙에 오는 때는 양이 일어난다고 하여 양승(陽升)이라고 한다. 양기는 정오에 이르면 최고조에 이른다. 정오에서 해가 서산으로 넘어가는 때는 음의 기운이 나타나기 시작한다고 하여 음승(陰升)이라고 한다.

아침에 일어나면 체내의 양기는 아직 완전히 깨어나지 않은 상태로 곧 일어날 준비를 하는 상황이다. 그렇기 때문에 도움을 주어서 양기가 태양처럼 서서히 일어날 수 있도록 해야 한다. 이때 생강을 먹어야 한다. 생강은 양기를 소통시키는 효능이 있어 정신을 맑게 한다. 아침에 생강차를 한 잔 마시는 방법이 가장 좋은데, 생강에 대추와 물을 섞어 끓여 마셔도 된다. 또는 대추꿀물을 마셔도 좋다. 필자는 20년 넘게 꾸준히 해오고 있다.

이렇게 하는 이유에는 또 다른 이치가 숨어 있다. 필자는 하나의 관점을 관철하고 있는데 바로 오장육부에 효도하자는 것이다. 중국에는 어른들을 공경하고 효도를 강조하는 문화가 있다. 어른들이 무병장수할 수 있도록 하려면 효도를 해야 한다. 어른들에게 순응하는 것이야말로 효도다. 이러한 관점에서 우리 자신의 몸, 오장육부에도 효도하자는 것이다. 중의학에서는 오전 9~11시를 비장의 시간이라고 본다. 그리고 비장은 단맛과 연관이 있다. 그동안 수고한 비장을 단맛으로 기분 좋게 해주도록 하자. 이것이 비장을 보하는 대추와 자양과 중초의 기능을 튼튼하게 하는 꿀을 이용해 차를 끓이는 이유다. 비장은 건조한 것을 좋아하고 습한 것을 싫어하는데, 생강이 마침 건조한 성질이어서 비장의 습성에 딱 안성맞춤이다.

오전에는 양이 세지고 음이 약해지며 오후에는 반대로 음이 세지고 양이 약해진다. 그렇기 때문에 오전에는 양에 치우치는 음식을, 오후에는 음에 치우치는 음식을 먹음으로써 오전의 양기와 오후의 음기가 강해질 수 있도록 도와주어야 한다. 이를 위해 오전에는 소고기와 양고기를 먹어야 한다. 그 이유는 소고기와 양고기가 비장과 위를 따뜻하게 해주는 효능을 지녀 양기를 북돋우는 데 도움을 주기 때문이다. 저녁에는 음의 성질을 지닌 생선살과 오리고기 등을 먹도록 한다.

주식으로 오전에는 면을 먹고 오후에는 밥을 먹기를 권한다. 밀은 주로 북쪽 지방의 건조지역에서 자란다. 햇빛을 많이 받고 자라기 때문에 편양(偏陽)에 속한다. 반면에 쌀은 논에서 자라고 1년에 이모작이 가능한 지역도 있다. 그리고 편음(偏陰)에 속한다.

북쪽 지방에서는 주로 면을 먹어 비교적 많은 양의 기운을 얻을 수 있다. 사람들의 외모를 보면 키와 덩치가 큰 편이다. 남쪽 지방에서는 주로 쌀을 먹어 수렴하는 성질이 있는 음의 기운을 비교적 많이 얻는다. 일본 사람은 과거에는 쌀을 주식으로 했고 몸집이 왜소한 것이 특징이었다. 그러나 근대에 식습관이 서구화되어 빵과 같은 밀가루 음식 섭취량이 늘어나면서 키가 커지는 효과를 보았다. 어쩌면 서구화된 식사가 키의 성장과 연관이 있는지도 모르겠다.

🔋 균형 잡힌 식사란 어떤 것인가?

우리는 영화나 TV드라마에서 황제가 식사를 하는 장면을 자주 보곤 한다. 설날같이 큰 규모의 행사가 치러지지도 않는데 혼자 먹는 한 끼의 식사가 한상 가득 차려진다. 일어나 팔을 뻗어도 상 한가운데에 놓인 음식을 먹을 수 없을 정도다. 이 말은 황제가 식사할 때 차려진 반찬 수가 많으며, 이것은 곧 다양한 식재료를 이용했다는 뜻이다. 다시 말해 모든 음식을 조금씩만 먹어도, 특별히 신경 쓰지 않아도 음식의 균형이 잡힌다는 의미다.

인체의 소화·흡수는 각종 영양소의 균형과 협조의 결과로 발생한다. 서양의 영양학에서는 인체가 음식에서 얻을 수 있는 가장 중요한 영양 성분으로 단백질, 탄수화물, 지방, 비타민, 미량 원소, 섬유소, 물 등 일곱 가지 요소를 꼽았다. 인체에 실제로 필요한 만큼 평균 체중의 사람이 매일 섭취해야 하는 영양 요소의 양을 계산하고, 그 결과로 얻은 표준에 부합하는 음식이 '균형 음식'이다. 부족한 것도 과다한 것도 모두 불균형이다. 불균형 음식을 장기간 지속적으로 섭취하면 영양 및 대사 질환이 자연스레 찾아오고 영양이 효과적으로 분해·흡수되지 않는다. 이렇게 해서 생긴 독소가 점점 증가하면 통풍에 걸린다. 그러므로 어떤 음식이나 식품에 함유된 퓨린의 양만 단독으로 계산하지 마라. 7대 영양소의 불균형 역시 과다 요산의 보이지 않는 화근이다.

선조들도 균형 있는 식사를 중시했다. 《황제내경·소문》에 이런 말이 나온다. "오곡은 우리 몸을 길러주고, 오과는 우리 몸에 도움이 되며, 오축은 우리 몸을 이롭게 하고, 오채는 우리 몸을 충실하게 해준다. 음식의 기와 맛을 잘 배합하여 섭취하면 정기를 보할 수 있다."(五穀爲養, 五果爲助, 五畜爲益, 五菜爲充, 氣味合而服之, 以補益精氣) 그리고 다음과 같이 말하였다. "곡류와 육류, 과일, 채소 등을 잘 먹으면 병을 고칠 수 있으나, 과도하게 섭취하면 정기가 손상된다."(穀肉果菜, 食養盡之, 無使過之, 傷其正也)

1. 오곡위양(五穀爲養)

　오곡위양은 쌀, 기장, 조, 보리, 콩 등 곡물과 콩류를 위주로 우리 몸을 튼튼하게 하는 주식을 가리킨다. 쌀, 기장, 조, 보리에는 탄수화물과 단백질이 풍부하고, 콩에는 단백질과 지방 등이 풍부하다. 따라서 곡물과 콩류는 함께 먹는 것이 좋다. 각종 곡물과 콩류가 인체에 미치는 효능은 다음과 같다.

종류	효능
찹쌀	위를 튼튼하게 한다
율무	습을 없앤다
곡아	소화를 돕는다
보리	비장을 튼튼하게 한다
엿기름	간의 기를 소통시키고 소화에 효과적으로 작용한다
좁쌀	위를 따뜻하게 하고 기운을 북돋운다
조	위의 기능을 조절하고 정신을 안정되게 한다
검실	신장의 기운이 새지 않도록 하고 비장을 튼튼하게 한다
녹두	해독작용을 하고 더위를 없앤다
팥	해독작용을 하고 소변을 잘 나오게 한다
검정깨	신장을 보하고 대변을 잘 보게 한다

2. 오과위조(五果爲助)

오과위조는 대추, 자두, 살구, 밤, 복숭아 등의 과일 또는 견과류가 몸을 튼튼하게 하는 데 도움을 준다는 뜻이다. 과일에는 비타민, 섬유소, 당류, 유기산 등이 풍부하다. 다음은 우리 몸에 좋은 과일과 견과류다.

종류	효능
감귤	담을 없애고 위를 편안하게 한다
오디	신장의 기운을 기르고 머리카락을 검게 한다
리치	기와 혈을 보한다
바나나	건조함을 없애 배변이 수월하게 한다
호두	신장을 보하고 정기를 튼튼하게 한다
용안	심장을 보하고 신경을 안정시켜준다
불수	간의 기운을 소통시키고 통증을 멎게 한다
연육	비장을 튼튼하게 하고 설사를 멎게 한다
사탕수수	정기를 만들고 위의 기운을 기른다
모과	간의 기운을 소통시키고 통증을 멎게 한다
행인	기침을 멈추게 하고 담을 없앤다
땅콩	혈을 보하고 이뇨작용을 돕는다
산사열매	소화를 돕고 식체를 치료한다
수박	열을 식히고 더위를 없앤다
대추	비장을 튼튼하게 하고 혈을 보한다
올방개	혈의 열을 식히고 식욕을 돋운다
배	기침을 멈추게 하고 진액을 만든다

3. 오축위익(五畜爲益)

오축위익은 소, 양, 돼지, 닭 등의 가금류 고기가 우리 몸에 보익 작용을 한다는 뜻이다. 오곡을 주식으로 할 때 부족한 영양을 보충해주고 음식의 균형을 맞춰주는 보조 음식물이다. 동물성 음식은 대부분이 고단백, 고지방, 고열량이지만, 인체에 반드시 필요한 아미노산까지 들어 있어 정상적인 생리 대사 및 면역력 증강을 위해 중요하다.

종류	효능
오리고기, 미꾸라지	음의 기운을 기르고 혈의 열을 식힌다
양고기, 닭고기	양기를 따뜻하게 하고 혈을 보한다
우렁이, 뱀고기	습을 없애고 해독작용을 한다
굴, 해파리, 꼬막	딱딱한 것을 부드럽게 하고 쌓인 것을 없앤다
자라, 거북	딱딱한 것을 부드럽게 하고 응어리를 없앤다
잉어, 붕어	이뇨작용을 돕고 붓기를 가라앉힌다

4. 오채위충(五菜爲充)

오채위충은 해바라기, 부추, 염교, 콩잎, 파를 포함한 각종 채소를 말하며, 이러한 채소들에는 다양한 미량원소, 비타민, 섬유소가 있다.

종류	효능
토마토	혈의 열을 식히고 간을 편안하게 한다
포도	기를 아래로 내려보내고 소화를 돕는다
동아	습을 없애고 더위를 쫓는다
수세미	습을 없애고 경락의 운행을 돕는다
주름버섯	해독작용을 하고 붓기를 없앤다
쇠귀나물	해독작용을 하고 맺힌 것을 풀어준다
마	비장을 튼튼하게 하고 신장의 기운을 잡아준다
연근	어혈을 없애고 혈의 열을 식힌다
연잎	위를 편안하게 하고 어혈을 없앤다
줄풀	해독작용을 하고 답답함을 없앤다
원추리	해독작용을 하고 열을 없앤다
흰목이버섯	음을 보하고 폐를 윤택하게 한다
검은목이버섯	혈을 잘 돌게 하고 어혈을 없앤다
제비콩	비장을 따뜻하게 하고 습을 없앤다

➕ 타지의 생산물을 먹어 현지에서의 부족한 영양을 보충하라

'그 지방의 자연이 그 지방 사람을 기른다'는 말이 있다. 다른 지역에 가면 흔히 배앓이를 쉽게 한다. 맞는 말이다. 하지만 그렇다고 해서 한 지역에서 나는 것만을 먹을 수는 없는 법, 반드시 다른 지역에서 나는 것들도 먹어야 한다.

왜 그럴까? 요즘 현대인들이 먹는 음식의 영양 성분 함량은 보

편적으로 부족한 상태다. 인구밀도가 증가하고 경작지가 감소했을 뿐만 아니라 농작물의 영양 성분 함량도 낮아졌기 때문이다. 옛날에는 한 지역에서 나는 여러 가지 산물로 그 지역 사람들이 먹고 살 수 있었지만 지금은 인구 증가로 불가능해졌다. 지역마다 생산되는 것이 다르다. 이 말은 음식물의 영양 성분도 각각 다르다는 뜻이다. 같은 품종이라고 해도 자라는 지역이 다르면 영양 성분도 달라진다는 얘기다. 예를 들어 한약재 중에 천우슬이라는 약재가 있다. 중국 사천에서 나는 우슬을 천우슬이라고 하고, 중국 하남성 회경에서 나는 우슬을 회우슬이라고 한다. 같은 우슬이지만 이 두 약재는 약성이 다르다. 그래서 타지에서 생산된 것을 먹으면 현지에서 섭취할 수 없는 영양을 보충할 수 있는 것이다.

같은 종류라고 해도 나는 지역에 따라 음양 성질에도 차이가 난다. 구체적으로 얘기해 보자. 남쪽에는 논이 많아 주로 벼농사를 하는데 1년에 이모작이 가능한 곳도 있다. 쌀은 성질이 음에 속한다.(편음) 이와는 반대로 북쪽에는 밭이 많아 주로 밀농사를 하고 1년에 단 한 차례 수확을 한다. 밀을 이용한 면식은 성질이 양에 속한다.(편양) 다른 지역에서 나는 산물을 자주 먹으면 어느 정도 음양 성질을 조절할 수 있다. 음양이 한쪽으로 치우쳐 자신도 모르게 우환이 생길 수도 있는 상황은 나타나지 않을 것이다.

다른 지역에서 나는 것으로 필자는 견과류를 많이 먹기를 추천한다. 특히 수입된 견과류를 추천한다. 서양 사대주의가 아니다. 견과류에는 풍부한 영양과 칼로리가 함유되어 있다. 동양 지역 간의 지리적 환경 차이보다 동양과 외국 간의 지리적 환경 차이가 훨씬 크다. 따라서 동양에서 수확하는 견과류에 없는 영양 성분이 외국의 견과류에는 함유되어 있어 부족한 영양 성분을 보충할 수 있다.

➕ 위장의 건강을 위해 먹는 순서를 지켜라

올바른 식사를 하려면 세 가지 원칙을 따라야 한다. 영양의 균형, 음양의 균형 그리고 먹는 순서다.

합리적인 식사는 하려면 영양의 균형은 물론 음식의 음양 성질의 균형까지도 고려해야 한다. 사람들은 어떤 음식이 양성이고 어떤 음식이 음성인지 대체적으로 알고 있다. 양고기는 양성이고 오리고기는 음성이다. 식사를 할 때 음양의 조화에 신경쓰야 하는데, 일반적으로 음성 음식만을 먹거나 또는 양성 음식을 지나치게 많이 먹어서는 안 된다. 이를 테면 아침에 일어나 생강대추차를 마실 것을 권한다. 생강과 대추는 둘 다 양성이기 때문에 많이 먹으면 조열이 생긴다. 하지만 음성인 물이 들어가면 양성의 성질이 중화된다. 그뿐만 아니라 많은 영양물질이 수용성이기 때문에 물로 끓여 마시면 체내 흡수도 더 빨라진다. 이런 식으로 음식의 음양 밸런스를 맞추는 것이다.

한 가지 더 덧붙이자면 중요하지만 항상 잘 지켜지지 않는 것이 있으니, 바로 음식을 먹는 순서다. 수많은 사람들이 이러한 실수를 하고 있지만 정작 잘못되었다는 사실조차 잘 느끼지 못한다. 필자는 서양의 음식 먹는 순서를 적절하게 도입하면 어떨까 한다. 서양 음식을 먹는 순서로 동양 음식을 먹자는 것이다. 이를테면 수프 또는 국, 전채, 과일, 주식과 주요리 순서로 먹고 마지막에 요구르트를 소량 먹는다. 식사 전에 먹는 수프나 국은 인후를 부드럽게 해주고 타액과 위액 분비를 촉진시켜 주며 위를 열어주고 소화를 돕는다. 그렇다면 식사 전에 요구르트를 먹어도 될까? 식사 전에 요구르트를 먹으면 어떻게 될까? 요구르트에 들어있는 익생균(probiotics)이 텅 비어 있는 위 속으로 들어가면 위산 때문에 모두 죽어버린다. 장에 도착하기도 전에 말이다. 이렇게 되면 먹으나마나가 된다. 따라서 요구르트는 식사 후에 먹어야만 익생균이 순조롭게 장에 도착해 자신이 해야 할 일을 할 수 있다. 하지만 위축성 위염 환자나 위절제술을 한 환자 등은 특수한 상황이므로 여기서 다루지 않도록 한다.

음식을 먹을 때 어떤 것을 먼저 먹고 나중에 먹느냐는 영양소의 흡수 효과와 직결되는 문제다. 지금 이 순간에도 음식을 먹는 순서에 전혀 관심이 없는가?

1-2 미식 VS 독약, 누가 먹느냐가 중요하다

🔒 **자신의 몸을 알아야 자신에게 맞는 음식을 고를 수 있다**

대부분의 사람들은 자신의 몸에 대해 잘 모른다. 서점에 널린 건강 서적이나 텔레비전 프로그램에 의해 건강 정보가 넘쳐남에 따라 많은 독자들은 이제 이곳저곳을 두드리고 있다. 또한 정기적으로 건강 검진을 받아야 한다는 관념도 어느 정도 집집마다 자리 잡은 듯하다. 그러나 각종 암 발병률은 여전히 증가하고 있다. 고혈압, 고지혈증, 지방간 등 쉽게 고치지 못하는 병 역시 엄습해 오고 있다. 심지어 젊은 사람들도 예외는 아니다. 그렇다면 이쯤에서 한번 되돌아봐야 하지 않을까? 그동안 해오던 건강관리 방법이 과연 옳았을까?

많은 사람들이 의학적 지식에 얽매여 있지만 인체를 이해하는데 한계가 있다 보니 쉽게 다른 사람들을 따라한다. 맹목적으로 건강관리 방법을 선택하는 것이다. 제대로 된 건강관리를 하려면 건강관리를 하기에 앞서 먼저 자신의 몸을 정확하게 이해하는 것이 중요하다. 자신의 몸을 잘 알아야 어떤 건강관리 방법이 자신에게 적합한지 알 수 있다. 또한 어떤 건강관리 방법이 틀렸는지 알아야 효과적으로 질병을 예방하고 치료할 수 있다.

많은 사람들이 보약을 챙겨 먹는다. 자신의 몸이 어떤 상태인지, 보약이 필요한지 아닌지 따져보지도 않고 무엇에 보약 효과가 있다는 말만 듣고서는 바로 구입해서 먹는다. 부자들은 제비집, 동충하초, 인삼을 먹고 보통 사람들 역시 한 번에 비타민이나 영양제를 한 움큼씩 먹는다. 비옥한 토지에 화학비료를 무턱대고 뿌려대면 결과는 뻔하다. 땅이 좋아지기는커녕 줄기만 무성해지고 열매는 잘 영글지 않는다. 심지어 본디 건강하던 사람이 이렇게 보약 종류를 먹어 병을 얻는 경우도 더러 있다. 따라서 건강관리를 하고자 한다면 자신의 몸 상태가 어떤지 먼저 잘 파악한 뒤에 시작해야 엉뚱한 길로 가지 않는다.

자신의 몸을 알기 위해서는 신체 내부 상태는 물론이고 심리 상태가 건강에 미치는 중요성도 제대로 알아야 한다. 반대로 기분이나 심리 상태가 신체에 영향을 받기도 한다. 약물이나 운동으로 건강관리를 하고 하루 종일 기분이 나쁜 상태로 지낸다면 건강관리는 공염불이 된다.

이러한 점을 명심하여 육체적 건강과 함께 정신적 건강을 잘 고려해야만 전체적인 건강관리를 할 수 있고, 자연히 건강해진다.

🔒 가장 완벽한 식이요법의 원칙
- 동양과 서양의 조화, 균형 잡힌 식사

동양과 서양의 문화는 서로 통한다. 동양과 서양의 의학 이론 역시 서로 통한다. 끝없이 싸워야 하는 적수가 아니라 서로 도와야 하는 형제 사이다. 동양과 서양의 의학 전쟁은 항상 진행 중이다. 어떤 사람들은 중의학이 비과학적이어서 믿을 만한 것이 못된다고 말하고 또 어떤 사람들은 중의학 편에 서서 격렬하게 논쟁을 펼치기도 한다. 이처럼 저마다 내세우는 의견이 팽팽히 맞서기 때문에 서로 상대편을 설득하기가 힘들다.

필자의 집안은 6대가 의사다. 조부이신 왕진제(王晉齊)는 순수 중의학을 공부했지만 생각이 트여 있어서 중의학에 서양의학을 도입해 이용하였다. 위만주국이 세워진 특수한 시기에 필자의 아버지인 왕유제(王幼齊)는 조부에게 중의학을 배우며 조부의 트인 생각도 그대로 받아들였다. 이후 중의학에 서양의학을 접목시켜 환자들을 치료하기 시작했다. 달리 말하면 필자의 아버지는 중의학과 서양의학을 결합하여 혈액병을 치료한 최초의 의사다. 환자를 치료하기 위해 매주 정기적으로 하는 혈액 검사와 골수 검사에는 서양의학의 방법을 이용하고, 간·신장·비장을 보하고 오장의 열을 내려 몸을 보하는 데는 중의학적 방법을 이용했다. 즉, 중의학의 조리(調理) 방법을 더욱 융통성 있게 활용하였다. 아버지는 신장을 보하는 약재와 테스토스테론이 약리학적으로 같은 작용을 한다고 말씀하셨다. 그래서 때로는 스타노조롤을 사용하기도 하였는데, 생물학의 원리를 이용함으로써 치료 효과를 더욱 높이기도 하였다.

이러한 가르침으로 조부와 부친은 필자가 의학을 배울 수 있도록 의학도의 길을 터주셨다. 의과대학 대학원 시절을 돌이켜보면 중의학을 배우든 서양의학을 배우든 자연요법을 배우든 필자에게는 항상 이 '건강'이라는 커다란 산이 앞을 막고 있었다. 손꼽아보니 홀로 독립해서 환자들을 돌본 지가 25년이나 되었다. 다양한 질병에 대해 깊이 배우고 알수록 중의학과 서양의학이 본질적으로 상통하고 또 상호 작용을 한다는 생각이 들었다. 시스템이 다른, 동양과 서양의 문화 및 생활 방식에 맞게 인체를 해석한 방식인 것이다.

동서양의 공통점은 상호 간의 문화적 세계관에서 드러난다. 미국의 기상학자 에드워드 N. 로렌츠의 이론 나비효과는 브라질에서 나비의 작은 날갯짓이 미국 텍사스 주에 토네이도를 일으킬 수 있다는 이론이다. 이는 세상 만물이 신기하게도 연관되어 있다는 것을 말해준다. 서양에 'Everything is related'라는 말이 있다. 이 또한 세상의 모든 것이 연관되어 있다는 말이다. 영국에 다음과 같이 재미있는 가사가 있는 민요가 있다. '못이 하나 빠지면 말발굽이 망가진다. 말발굽이 망가지면 말이 넘어져 죽는다. 병사가 부상을 당하면 전투에서 패하고, 나라가 망한다.(* 중간에 '말이 넘어져 죽으면 전사가 부상을 당한다'는 가사가 문맥상 있는 게 자연스러운데 원문에는 없습니다.) 한 부분의 작은 변화가 전체에 영향을 준다는 뜻이다.

1-3 자연이 주는 대로 먹어라

우리는 만물이 서로 연결되어 서로에게 영향을 미친다는 사실을 알고 있다. 봄, 여름, 가을, 겨울 사계절의 변화 역시 우리 몸의 음양의 변화에 영향을 미친다. 따라서 자연의 규칙에 순응하며 합리적인 식사를 해서 인체가 음양의 균형을 유지할 수 있도록 해야 한다.

원칙은 간단하다. 봄과 여름에는 양을 기르고, 가을과 겨울에는 음을 길러야 한다. 봄과 여름에는 날씨가 따뜻하다가 점차 더워지기 시작한다. 그런데 왜 양을 길러야 할까? 봄과 여름에는 대지의 생기가 회복되고 기온이 점점 상승한다. 인체 내의 기혈 역시 안에서 밖으로 뻗치기 시작한다. 결국에는 양기가 몸의 표면(체표)에 몰리기 때문에 체내의 양기는 상대적으로 부족해진다. 따라서 양을 길러야 한다. 반면에 가을과 겨울은 만물이 점차 움츠러

들고 저장하려고 하는 때다. 이러한 계절에는 인체 내에 양을 축적하고 음을 기를 수 있도록 해야 한다. 쉼과 저장은 다음 해를 위한 준비과정이며, 음을 기르는 것이 중요하다.

대자연의 만물은 봄에 태어나 여름에 자라고 가을에 거둬들이며 겨울에 저장하는 규칙에 따라 움직인다. 인체 내에서 움직이는 음양의 균형을 조절하는 것이야말로 가장 자연스러운 방법으로 가장 무상의 건강관리 비법이다.

🔋 봄

> 중요 단어: 나다, 태어나다(生)
>
> 오행: 목(木)
>
> 오장육부: 간

봄은 만물이 태어나 자라고, 다시 생명을 얻는 계절이다. 체내의 혈액순환이 점차 빨라지기 시작하는 계절이기도 하다. 이때 양기가 뿜어 나올 수 있도록 도와주는 식품을 선택하여 따뜻한 성질로 몸을 보해야 한다. 봄에는 날씨가 변덕스러워 감기에 잘 걸리기 때문에 면역력을 높이는 음식을 많이 먹어야 한다. 봄은 오행의 신체기관 가운데 간과 상응한다. 봄에 간 기능에 이상이 나타나면 다른 병에 쉽게 걸린다. 신맛을 내는 음식을 많이 먹으면 본래 활동성이 뛰어난 간의 기운을 극도로 흥분시켜 비장과 위의 기능에까지 나쁜 영향을 준다. 따라서 신맛의 음식이나 식품을 피하고, 단맛을 내는 꿀 등을 적당히 섭취하여 비장과 위장을 보해주어야 한다.

섭생 원칙:

간의 기운을 기르고 비장과 위장을 튼튼하게 한다. 담백하고 신선한 재료를 사용한다. 그리고 세균이나 바이러스가 번식되기 시작하는 시기이므로 비타민과 미네랄을 충분히 먹는다.

추천 식품:

줄기와 뿌리류: 고구마, 마 등

채소류: 시금치, 샐러리, 파, 고수, 부추, 양상추, 청경채,
　　　　브로콜리, 콩나물(녹두콩), 콩나물(메주콩), 죽순 등

우량 단백질: 우유, 계란, 생선, 소고기, 닭고기 등

박과, 버섯류: 수세미, 동아, 오이, 목이버섯, 흰목이버섯 등

콩류, 견과류: 두부, 청대콩, 땅콩 등

기타: 보리, 대추 등

주의사항:

신맛, 매운맛, 기름진 음식은 비장과 위장의 소화에 좋지 않다.

제철음식:

포도, 양배추, 샐러리, 시금치, 양상추, 갓, 콜리플라워, 토마
토, 피망

박하푸른과일즙 ; 봄에 기운이 넘치는 사람에게

봄이 되면 혈압이 오르거나 알레르기가 쉽게 생긴다. 바람이 불
면 머리가 아프거나 눈이 빨갛게 붓는다. 어떻게 하면 좋을까? 이
런 증상이 나타나는 사람들은 기운이 과도하게 넘치는 경우에 속
한다. 그리고 이런 증상들이 모여 풍열의 증상이 된다. 이 부류에
해당하는 사람들은 부추 등과 같은 간의 기운을 위로 올려 보내는
작용을 촉진시키는 음식을 먹으면 위의 증상들이 더 심해지므로
먹지 않도록 주의한다. 풍열을 없애는 것이 우선이다.

박하는 약식동원(藥食同源)이라고 하여 약재로도 쓰고 일반 식
품으로도 사용한다. 맛은 맵고 성질은 차가우며 폐와 간에 좋다.
《본초신편》(本草新編)에 다음과 같이 기록되어 있다. '박하는 맛이
맵고 쓰며, 따뜻한 성질을 가지고 있다. 상승하는 기운이 있고 양
에 속하며 독성은 없다. 폐와 자궁과 연결된 경맥(포락, 胞絡), 간,
담과 관련이 있다.' 풍열을 없애야 하는 사람에게 매우 좋은 식품

으로 박하를 부엌에 상시 준비해 두었다가 음식을 만들 때 몇 잎씩 넣어서 요리하면 좋다. 박하와 푸른 사과 등을 이용하여 박하 푸른과일즙을 만들어 음료 대용으로 마시면 체내의 음양을 조절할 수 있으며 맛도 아주 좋다.

만드는 방법:

키위 3개, 푸른 사과 1개, 박하 잎 2~3개

준비한 재료를 모두 깨끗이 씻는다. 키위는 껍질을 벗겨 4토막을 내고, 사과는 껍질을 깎지 않고 씨만 제거한 뒤 적당한 크기로 자른다. 박하 잎을 먼저 믹서에 넣어 간 뒤 손질해 둔 키위와 사과를 모두 넣고 갈아준다. 마지막에 잘 저어서 먹는다.

🩹 여름

> 중요 단어: 자라다, 성장하다(長)
>
> 오행: 화(火)
>
> 오장육부: 심장

무더운 여름이 되면 양기가 왕성해진다. 1년 중에서 양기가 가장 왕성한 계절이 여름으로, 이때는 만물이 생기가 넘치고 인체의 혈기가 밖으로 뻗친다. 심장의 기운이 왕성한 반면 신장의 기운은 쇠약하다. 쓴맛을 가진 식품을 섭취할 경우 심장의 화 기운이 내려가고 몸의 열은 식는다. 한편 여름에는 습(濕)이 많다. 습의 나쁜 기운을 습사(濕邪)라고 하는데, 습사는 비장과 위의 기능을 저하시킨다. 따라서 여름에 비장을 튼튼하게 하고 습을 없애는 데 주의를 기울여야 한다.

섭생 원칙:

속을 따뜻하게 하고 더위를 없애며 진액을 만들어주는 식재료를 선택해야 한다. 또 한 가지, 지나치게 차갑거나 익히지 않은 음식은 양기를 손상시킬 수 있으므로 주의해야 한다.

추천 식품:

달고 차가운 것: 신맛이 나는 과일, 식초, 토마토, 고구마 잎, 가지, 호박, 양상추 등

열을 내리고 해독작용을 하는 것: 녹두, 붉은콩, 팥, 박과류 과일 및 채소, 샐러리, 비름, 박하 등

위를 튼튼하게 하고 음을 돋우는 것: 연근, 연밥, 시금치, 당근, 사탕수수, 귤, 수박, 사과, 포도, 오디 등

주의사항:

지나치게 매운 맛, 짜고 맵고 기름진 음식

제철식품:

묏미나리, 고구마 잎, 공심채, 가지, 수세미, 동아, 오이, 비름 등

여주굴찜 – 심신안정을 위한 여름 보양식

여름의 음식은 간단하다. 심장의 화 기운을 내려야 하기 때문에 당연히 차가운 것을 먹어야 한다. 다만 한 가지 꼭 짚고 넘어가야 할 점이 있다. 여기서 말하는 '차가운 것'은 음식의 온도가 아니라 식품의 속성, 찬 성질을 말한다. 그러니까 차가운 맥주, 아이스크림, 얼음 등과 같은 식품은 '차가운 것'에 속하지 않는다. 한 가지 더 강조해야 할 점은 여름의 무더위와 지나친 흥분은 음을 상하게 한다는 것이다. 심장의 화 기운을 내리는 게 좋다고 해서 계속해서 화 기운을 내리기만 하고 음의 기운을 기르지 않으면 몸이 크게 상한다. 따라서 화 기운을 내리면서 음의 기운도 길러주는 차가운 성질의 목이버섯연자탕, 제비집죽, 율무죽 등과 같은 음식을 먹는 것이 우리 몸에 매우 좋다.

만드는 방법:

여주의 속을 정리하여 원통형으로 2-3센티미터 두께로 자른
다. 그 다음 굴에 술, 소금, 후추, 고추를 넣고 10분 정도 재워
둔 뒤 감자전분을 묻힌다. 손질한 여주 안에 굴을 꽉 채우지
말고 9할 정도 채운다. 쟁반 위에 가지런히 올린 뒤 냄비에 넣
고 몇 분 동안 찐다. 찔 때 생긴 국물을 버리지 말고 여주와 굴
위에 끼얹어 다진 파를 뿌린 후 먹는다.

🔋 가을

> 중요 단어: 수렴하다(收)
>
> 오행: 금(金)
>
> 오장육부: 폐

가을이 되면 날씨가 점점 시원해지면서 양기는 조금씩 수그러
들고 음의 기운이 세진다. 가을은 많은 곡식과 과실이 영글어가
는 수확의 계절이다. 동시에 대지의 만물이 점차 움츠러들기 시
작하는 계절이기도 하다. 우리 몸 역시 거두어들이기 시작한다.
가을의 대기 상태는 다른 계절에 비해 상대적으로 건조한 편인 데

다 날씨 변화가 크다. 쉽게 목이 마르거나 코피가 나거나 피부가 건조하고 까칠해지거나 기침이 나기도 한다. 따라서 가을에는 폐를 비롯한 호흡기를 보양하는 데 치중해야 한다.

섭생 원칙:

건조함을 예방하기 위해 음을 보할 수 있는 음식이 위주가 되어야 한다. 달고 차가운 음식, 달고 따뜻한 음식, 폐에 좋은 흰색 음식, 그리고 따뜻한 음식을 주로 먹는다.

추천 식품:

폐를 튼튼하게 하는 것 : 목이버섯, 흰목이버섯, 백합, 마, 쑥
　　　　　　갓, 올리브, 오매 등

폐를 부드럽게 해주고 열을 내리는 것 : 밀, 좁쌀, 보리, 메밀,
　　　　　레몬, 배, 키위, 오렌지, 금귤, 유자, 자몽, 두부, 녹두,
　　　　　참깨 등

음을 기르는 것: 백합, 호두, 연근즙, 율무, 검실, 마, 검은깨 등

주의사항:

매운맛, 느끼하고 진한 맛, 쓴맛, 차가운 성질의 것

제철식품:

피망, 가지, 여주, 오이, 호박, 마, 죽순 등

사탕수수새우튀김 - 초가을의 건조함과 더운 기운을 쫓는 명약

이시진(李時眞)은 《본초강목(本草綱目)》에서 사탕수수는 비장을 튼튼하게 해주는 과일로 단맛과 차가운 성질을 가지고 있어 뜨거운 열을 없앤다고 하였다. 옛날 의학자들은 사탕수수를 보약으로 분류하였으며, 특히 가을의 사탕수수는 인삼의 효능을 능가한다고 하였다. 사탕수수에는 체내에 필요한 미량원소, 비타민, 자당, 포도당, 과당 등이 다량으로 함유되어 있어 몸에 좋아, '혈을 보하는 과일'이라고 부르기도 한다. 그래서 사탕수수는 기운도 길러야 하고 몸의 나쁜 열을 식히는 청열도 해야 하는 초가을에 먹으면 좋은 최고의 식품이다.

만드는 방법:

사탕수수새우는 베트남의 유명한 요리다. 사탕수수는 껍질을 벗기고 작게 여러 토막으로 자른다. 새우도 손질을 한 뒤 잘게 다진다. 그런 다음 다진 새우를 사탕수수에 입혀 기름에 넣고 튀긴다. 알맞게 익은 사탕수수새우를 건져낸 뒤 접시에 담아 빵가루를 뿌린다. 먹을 때 매운 매실소스를 곁들인다. 튀겨낸 사탕수수새우는 겉은 바삭하고 속은 부드러우며, 새우가 사탕수수의 단맛을 흡수해 달콤하면서도 부드러운 식감이 난다. 새우를 먼저 먹은 뒤 사탕수수를 먹으면 사탕수수의 달콤함이 심

장과 비장으로 들어가 몸을 튼튼하게 한다.

➕ 겨울

> 중요 단어: 저장하다(藏)
>
> 오행: 수(水)
>
> 오장육부: 신장

겨울은 신장의 기운을 기르고 원기를 보하는 최적의 계절이다. 이 기회를 절대 놓치지 않으면 좋겠다. 신장에는 인체의 정(精)이 들어 있는데, 이는 비뇨기, 생식기, 내분비 및 뇌의 기능에 영향을 미친다. 추운 겨울에는 양기가 저장되어 있고 음기는 극에 달한다. 만물의 기운이 차분히 가라앉으며 정기를 기르고 배양한다. 다음 해를 위해 만반의 준비를 하는 것이다. 따라서 겨울에는 정기를 기르고 마음과 정신을 가다듬어야 한다. 즉, 정신을 가다듬고 마음을 청정하게 해야 하기 때문에 지나친 조바심과 걱정, 근심을 하는 것은 좋지 않다.

섭생 원칙:

양기를 축적하고 음을 길러야 하므로 열량이 비교적 높은 식품을 먹는 편이 좋다. 날것과 차가운 것, 열을 생성하는 식품은 적합하지 않다. 조리 과정에 약재를 적당히 넣으면 좋다. 이렇게 함으로써 오장육부의 기능을 보충할 수 있을 뿐만 아니라 육체적, 정신적 건강도 기를 수 있다.

추천 식품:

동물성 고단백질: 소고기, 양고기, 닭고기, 오리고기, 생선, 계란 등

줄기 및 버섯류: 연근 마디, 검정목이버섯

곡류: 현미, 찹쌀, 밀, 좁쌀 등

콩류: 검정콩, 깨 등

약재: 당귀, 숙지황, 황기, 인삼, 마, 검실, 오미자, 두충, 파극천, 토사자, 음양곽, 보골지 등

주의 사항:

날것, 찬 것, 보약을 복용하고 있을 때 감기에 걸리거나 열이 나거나 설사 증상이 나타나면 보약이나 보건식품을 먹지 않도록 한다.

제철음식: 무, 마늘, 양배추, 배추, 샐러리, 시금치, 쑥갓, 갓, 꽃양배추, 토마토, 청경채, 고추, 브로콜리, 배추, 결

구상추 등

맥문동 옥죽, 닭고기볶음 - 봄날 기운이 넘치는 사람에게

열성 체질인 사람은 겨울이 되면 저장 성질을 가진 식품을 선택해서 먹어야 한다. 또한 체내의 음과 양의 균형을 맞춰주어야 하기 때문에 열을 없애는 청열 방법이 아니라 반드시 음의 기운을 기르는 자음(滋陰) 방법을 써야 한다. 심장의 화 기운이 세다고 해서 화 기운을 없애는 것은 바른 해결 방법이 아니다. 특히 오행 중 저장의 성질을 갖는 겨울에는 하늘의 기운을 따라 자음 효능이 있는 식품을 먹어야 하는데, 숙지황, 맥문동, 천문동, 석곡, 둥글레 등이 좋다. 맥문동과 둥글레는 자음 효과가 탁월하다. 이 음식은 열성 체질 사람이 겨울에 먹어도 효과가 뛰어나고, 갱년기에 기혈부족으로 인한 조열 증상이 심한 여성에게도 매우 적합하다.

만드는 방법:

닭고기를 손질하여 여러 토막으로 자른다. 손질한 닭고기를 끓는 물에 살짝 데쳐서 비린내를 없앤 다음 돌솥냄비에 넣고 물을 부어 적당한 양의 맥문동과 둥글레와 함께 끓인다. 센불로 끓이다가 약불로 바꾸어 끓인다. 닭고기가 다 익어갈 때쯤 대추와 구기자를 약간 넣는다. 마지막에 불을 끄고 소금으로

간을 맞춘다.

이 과정이 번거로운 사람은 다음과 같이 닭고기가슴살볶음을 만들어 먹어도 된다. 먼저 맥문동과 둥글레를 깨끗이 씻어 물을 약간 넣고 끓인 뒤 불을 끄고 준비해 둔다. 닭고기가슴살은 소금과 조미료를 살짝 뿌려 잠시 재워두었다가 냄비에 넣고 고기 색깔이 변할 때까지 볶는다. 볶은 닭고기에 앞에 미리 준비해 둔 맥문동과 둥글레를 넣고 끓인 것을 넣어 한 번 더 볶아 접시에 담아내면 완성이다.

1-4 독소를 없애야 영양성분이 들어온다; 청, 보, 조

➕ 화장실 가기; 배변은 하루에 2회 이상

장에 대한 독소 얘기를 하자면 익생균을 언급하지 않을 수가 없다. 우리 몸속에는 약 70억 마리의 세균이 있다. 장이 정상적인 기능을 하고 있다는 전제는 익생균이 대부분을 점유하고 있다는 말이다. 독소가 제대로 배출이 되려면 장이 정상적으로 활동을 해야 한다.

이를 위해서는 평소에 요구르트를 자주 마셔야 한다. 단, 공복에 요구르트를 마시는 것은 아무 소용이 없으니 주의해야 한다. 그 이유는 위산이 몸에 좋은 익생균, 프로바이오틱스를 죽이기 때문이다. 요구르트는 먼저 굵은 섬유를 가진 채소와 잡곡을 먹은 다음에 마시는 것이 바른 방법이다. 굵은 섬유소는 프로바이오틱스의 먹이로, 굵은 섬유소를 배불리 먹은 프로바이오틱스는 힘을 내서 열심히 일을 하고 장과 위에도 이상 발효로 인한 독소를 만들지 않는다.

장의 독소배출을 촉진하려면 항생제나 항생물질을 안일하게 먹지 않는 게 좋다. 천연 항생성분이라고 해도 장기간 항생물질을 복용하면 장이 일찍 노화되어 구강궤양, 곰팡이 때문에 감염, 소화불량을 일으켜 체내의 균 활동에 문제가 발생한다. 결국 건강 사이클 주기에 문제가 발생하기 때문이다.

프로바이오틱스가 제 역할을 하기 전에 우리가 지켜야 하는 중요한 규칙이 있다. 음식을 먹을 때 천천히 그리고 꼭꼭 씹어 먹어야 한다는 것이다. 혀는 식품검사를 하는 안전요원이다. 일단 음식이 입에 들어오면 혀는 이 식품이 안전한지 검사한다. 천천히 꼭꼭 씹으면 배 속으로 들어가서는 안 되는 물질을 잘 가려낼 수 있어 체내에 들어가는 독소를 줄이는 것이 가능하다. 그리고 입 속의 침은 살균 작용이 강하기 때문에 천천히 씹어 먹는 시작 단계에서부터 독소를 가려내어 살균할 수 있다.

대변 횟수에 관하여 정상적인 경우 하루에 몇 번을 보는 것이 좋은지 필자에게 물어본 사람이 있다. 사람에 따라 다르지만 필자는 하루에 평균 두 번이 좋다고 생각한다.

하루 중 오전 5시부터 7시까지는 장이 활동하는 시간이다. 다시 말해 장이 독소를 배출하는 시간으로, 이때 장의 활동이 왕성하기 때문에 대변을 한 차례 보아야 한다. 일반적으로 배변을 한 후에 아침을 먹고 점심을 먹고 약간의 간식을 먹는다. 현대의학의 생리대로라면 체내로 들어간 음식물의 일부는 소화·흡수되고 대사물질의 독소는 체내에 남는다. 저녁에 독소를 밖으로 배출하지 않으면 체내에 남아 있는 독소와 소화폐기물은 화근이 될 수 있기 때문에 저녁에도 대변을 보아야 한다.

아침에 일어난 후 차가운 물을 한 잔 마시면 배변에 좋다고 말하는 의사들이 더러 있는데 필자는 이 의견에 동의하지 않는다. 아침에 기상한 후에는 생강대추차를 한 잔 마시기를 권한다. 급히 독소를 배출해야 하는 상황이라면 생강대추차에 박하를 조금 넣어서 마시면 좋다. 박하는 살균 효과와 독소배출 효능이 있고, 간을 편하게 하며, 기의 운행을 도와 복부팽만을 해소해 준다. 위산이 많아 속쓰림이 심하거나 복부 팽만감 등 소화불량 증상이 있을 때 보조 치료제 작용을 한다.

🩹 신장의 독소배출; 생사의 기로

한때 가짜 저질 분유를 먹은 영아가 신장결석에 걸려 중국 전체가 떠들썩했던 적이 있었다. 이 사건은 식품 안전관리상의 문제 외에도 사람들이 신장의 독소배출 기능에 대해 다시 한 번 생각하는 계기가 되었다. 독소를 배출하는 신장의 중요성을 사람들은 쉽게 잊어버리거나 간혹 대수롭지 않게 여긴다. 신장은 혈액과 수분의 노폐물과 독소를 배출하는 매우 중요한 역할을 한다. 일상생활에서 1주일 정도는 배변을 보지 못해도 별 탈이 없다. 그런데 1주일 동안 소변을 보지 못한 사람이 죽지 않고 살았다는 말을 들어 본 적이 있는가?

소변 배출을 통한 독소 제거는 신장의 중요한 기능이다. 신장이 제대로 기능을 못하면 혈액 속의 수용성 독소가 빠져나가지 못해 병을 앓는다. 냄새가 심하거나 색이 너무 진한 소변은 신장의 부담이 커졌음을 알려주는 신호다.

어떻게 하면 신장의 독소배출 효과를 개선시킬 수 있을까? 원론적으로 얘기하자면 독소의 생산을 줄여야 한다. 간의 기능을 향상시키려면 간이 독소를 최대한 철저히 분해하게 하고 장(腸)을 보호해야 한다. 독소의 생산을 줄이고 장의 독소 흡수량을 줄이면 독소 제거 효과를 높일 수 있다는 뜻이다. 신장의 기능을 보완하거나 강화하려면 사계절 중에 겨울에 하는 것이 효과가 뛰어나며 건강에도 좋다.

물을 많이 마시거나 소변이 마려울 때 참지 않고 제때 화장실에 가는 방법도 독소배출에 좋다. 하지만 신장에 부담을 가중시킬 수 있으므로 물을 너무 많이 마시는 것은 삼간다. 일반적으로 하루에 2.5리터 정도 마시는 편이 적당하다. 과일에 함유된 수분이나 음식 국물도 2.5리터에 포함된다.

🛅 림프의 독소배출; 유산소 운동이 최고

운동을 한다고 하면 보통 유산소 운동을 권한다. 유산소 운동의 최대 장점은 체력 부담이 비교적 적으며, 암을 예방할 수 있다는 점이다. 그리고 유산소 운동의 효과는 림프의 독소배출로 나타난다.

우리 몸에는 혈액순환시스템 외에 림프순환시스템이 있다. 림프순환시스템은 우리 몸속에서 쓰레기 처리와 청소를 하는 환경위생부 역할을 맡고 있다. 즉, 체내의 독소를 제거하고 정리해 준다. 림프액은 림프 안에서 신진대사가 끝난 뒤 발생한 죽은 세포, 바이러스, 세균을 쓰레기처리장으로 정리하여 보내는데, 이곳이 림프절이다. 림프절은 그것들을 죽여 땀을 통해 밖으로 내보내는 일을 한다. 림프의 독소배출을 촉진하기 위해서는 림프 마사지를 하면 된다. 흔히 알고 있는 일반적인 안마와는 하는 방법이 다르다. 중간 부분에서 끝 부분으로 안마를 하는 것이 아니라 끝 부분에서 시작하여 림프절 방향으로 천천히 밀어준다. 이렇게 독소를 림프절에 집중적으로 모아서 몸 밖으로 내보내는 것이다.

땀은 림프절에 쌓인 독소를 배출하는 중요한 루트다. 하지만 대부분의 사람들은 땀이 나는 것을 싫어한다. 여성들은 겨드랑이 등의 땀이 나는 부위에 땀 억제제를 사용하기도 하는데, 이는 독소배출에 좋지 않다. 유방의 바깥 위쪽은 림프절이 있는 곳으로, 땀억제제를 사용하여 땀이 충분히 나지 않으면 몸 밖으로 나가지 못한 독소가 종괴가 되고, 심한 경우 악화되어 유선암으로 발전하기도 한다. 따라서 인위적인 방법으로 땀이 나지 않도록 하는 것은 삼가야 한다.

림프절에 막 형성된 종괴는 양성이며, 이때는 대식세포가 독소를 죽인다. 그러나 종괴가 점차 커지면 혈액이 림프절에 들어가지 못하기 때문에 산소도 운반되지 못하고 쌓여있는 독소도 운반해 가져갈 수 없게 된다. 이에 따라 굳건히 자리를 지키던 대식세포들도 살아남기 위해서는 점차 무산소 환경으로 변하는 환경에 적응할 수밖에 없다. 이러한 과정에서 종괴는 결국 조금씩 변이를 일으키면서 점차 산소를 필요로 하지 않는, 악성 종양인 암세포로 변한다. 암세포는 산소를 싫어하기 때문에 산소가 있으면 쉽게 죽는다. 유산소 운동이 암을 예방하기에 좋다는 말이 여기에서 나온 것이다. 한편 충분한 수면 역시 림프의 독소배출에 매우 좋다.

🔋 간의 독소배출; 단식은 2차 중독 가능성을 키운다

술을 즐기고 좋아하는 사람들이 많은 만큼 지방간에 걸린 사람들도 역시나 많다. 지방간은 간이 독소에 중독되었으니 독소를 배출할 필요가 있음을 알려주는 신호다. 간의 독소배출은 각종 독소가 간의 화학반응을 거쳐 무독 또는 저독 물질로 변하는 과정을 말한다.

그런데 간은 모든 독소를 배출하지는 못한다. 너무 바빠서 해야 할 일을 제대로 할 수 없을 때, 간은 자신이 처리하지 못한 독소를 지방으로 포장한 뒤 한구석에 숨겨둔다. 이들 독소가 지속적으로 저장되고 쌓이면 지방간이 된다.

단식 요법으로 이처럼 완벽하게 배출되지 않은 간의 독소를 배출시켜야 한다고 주장하는 사람도 있다. 즉, 하루 중에서 몇 시간 동안이라도 음식을 덜 먹거나 금식을 하는 방법, 두 가지 중에서 하나를 선택해 간이 집중적으로 독소를 해독한 뒤 배출할 수 있도록 하자는 것이다. 이 요법의 문제는 제2차 중독에 걸릴 가능성이 높다는 점이다. 사람의 대뇌와 신경계통은 한순간도 쉬지 않고 계속 활동을 하기 때문에 시시때때로 열량을 필요로 한다. 만약에 열량을 제공해 줄 음식이 없으면 불가피하게 지방을 연소시켜 그 지방에서 열량의 일부분을 분해한다. 독소를 감싸고 있는 지방들이 분해되면 그 안에 있던 독소는 다시 혈액순환을 통해 간으로 들어간다. 간이 제때 이것을 처리하지 않으면 다른 부위로 들어가기도 하는데, 이때 보이는 두통 등의 증상을 2차 중독이라고 한다.

앞에서 말한 유산소 운동 외에 주스요법으로 간의 독소배출을 도울 수 있다. 하루에 세끼 모두 과일야채주스를 식사대용으로 마셔 독소를 배출하는 것이다. 과일야채주스에는 비타민과 미량원소가 풍부해 인체에 필요한 단백질 합성에 도움을 준다. 이처럼 주스요법은 해볼 만한 가치가 있다. 하지만 과일야채주스만 마시면 변비가 생길 수 있어 굵은 섬유소가 든 식품을 함께 먹기를 권한다. 왜냐하면 위와 장에 소화가 잘 안 되는 굵은 섬유소가 있어야 정상적인 배변 횟수를 유지할 수 있기 때문이다.

필자가 생각하는 간의 독소를 비교적 완벽하게 배출하는 식이요법은 거친 곡류에 과일야채주스와 요구르트를 먹는 것이다.

1-5 유독 식품 식별법

 TV뿐만 아니라 SNS 등 다양한 매체를 통해 각종 저질의 가짜 식품 문제가 잇달아 터져 나오기 시작했다. 가짜 저질 식용유, 가짜 간장, 인공 감미료 등에 대한 사건 기사가 끊임없이 터져 나오고 있는 가운데 사회 전체가 식품 불안전 위험에 노출되어 있는 듯하다. 어떻게 하면 좋을까?

➕ 올바른 식재료 선택 방법

식품 : 쌀

곡식 : 쌀알이 통통하고 꽉 찬 것, 윤기가 흐르고 크기가 균일한 것

쌀 포장지에 품종, 생산일자, 가공일자, 공장명칭, 품질규격

및 업체 전화번호 등의 정보가 명확하게 표시된 것

주의 사항:

윤기가 없고 누렇게 보이거나 갈색을 띠는 쌀, 상처가 있거나 흠이 있는 등 파손 흔적이 있는 쌀, 윤기가 지나치게 나는 쌀은 주의해야 한다. 마지막에 말한 윤기가 지나치게 나는 쌀은 광물질을 이용해 가짜 광택을 만들어낸 것일 수도 있다. 화학약품으로 처리한 쌀을 따뜻한 물에 담가두면 기름진 느낌이 난다.

식품: 기름

압착법을 사용한 기름은 색이 연하고 노라면서 투명하고 맑다.

주의 사항:

추출법을 사용한 기름은 화학용제 성분이 암을 유발할 수 있다. 색깔이 어둡고 탁하거나 기름향이 나지 않으며 농도가 걸쭉한 것은 피한다.

요리할 때 쉽게 폭발하듯 튀어 오른다면 가짜 기름이다.

식품: 간장

100% 순수 양조간장을 선택한다. 향이 진하고 맛이 달다.

자극적이지 않고 부드러운 콩냄새가 난다.

방부제가 들어가지 않은 간장은 유리병에 담은 뒤 반드시 증기로 살균처리를 한다. 따라서 병에 담긴 간장을 선택한다.

간장 병을 흔들었을 때 미세한 거품이 오랫동안 유지되는 간장일수록 품질이 좋다.

총 질소량이 100밀리미터당 1~2그램 이상이면 1등급이고, 0.8그램 이상이면 2등급이다

주의 사항:

화학적 방법을 통해 속성으로 양조된 간장이나 혼합간장은 가격이 저렴하지만 가미된 색소, 인공감미료, 염산 등 때문에 영양성분이 파괴되고 냄새도 지독한 편이다.

플라스틱 병에 담긴 것은 피한다.

순수 양조간장과 2~3배 가격 차이가 날 정도로 싼 것은 피한다.

식품: 식초

합성식초보다 건강에 좋은 양조식초를 선택한다.

식초병을 흔들었을 때 거품이 많이 생기며, 거품이 천천히 사라지면 양조 식초일 가능성이 높다.

향이 진하고 자극적이지 않다.

맛을 보면 신맛이 강하고 진하다.

주의사항:

화학 합성식초는 냄새가 자극적이다. 심지어 눈이 따갑고 코를 찌른다.

맛을 보고 나면 숨이 막힌다.

식품: 미역

색이 자연스럽고 향이 좋다.

주의사항:

너무 두껍거나 딱딱하거나 광택이 지나친 것

색깔이 너무 진한 것

약냄새가 나는 것

너무 부드러운 것은 화화약품에 오래 담가둔 것이다.

식품: 콩나물

뿌리까지 있는 것

줄기가 비교적 가늘고 연한 갈색 빛을 띠는 것

주의사항:

모양이 통통하고 색깔이 너무 흰 것은 비대제 또는 표백제를 사용한 것이다.

뿌리가 적거나 뿌리가 없는 것은 화학약품 냄새가 난다

식품: 계란

신선한 계란은 물에 넣으면 바로 옆으로 누우면서 가라앉는다

빛에 비추어 보면 공기실이 보이는데 공기실이 작을수록 신선한 것이다

계란 껍데기가 상처 없이 깨끗하고 두께가 두꺼운 것. 계란 노른자가 탱탱한 것

중간 크기의 계란이나 작은 계란은 어린 암탉이 낳은 것이다

주의사항:

계란이 오래될수록 뾰족한 부분의 기실이 커진다. 물에 넣으면 뾰족한 부분이 위를 향하며, 반은 물 밖으로 나오고 반은 물속에 가라앉는다.

노계가 낳은 계란은 크기가 비교적 크고 껍데기도 얇다.

계란 흰자가 혼탁하고 비린내가 난다.

생선

소비자는 화학약품으로 처리한 생선을 육안으로 식별하기가 힘들다. 생산 과정의 이력이 기재된 생선 또는 믿을 수 있는 생선가게의 생선을 구매하기를 권유한다.

주의사항:

아가미의 색깔이 너무 빨갛다면 일산화탄소 처리를 했을 가능

성이 높다.

냉동과 해동을 여러 번 반복한 생선은 피한다. 세균이 번식했을 가능성이 높다.

1-6 오랜 전통의 초간단 식이요법; 죽

➕ 죽, 농축된 영양식

죽은 중국의 오랜 역사와 문화를 담은 음식이다. 죽에 대한 기록 또한 역사가 깊다. 일찍이 서한 시대의 명의 순우의(淳于意)가 죽으로 병을 치료했다는 기록부터, 그후 장중경(張仲景)의 《상한론》(傷寒論)에도 계지탕을 복용한 뒤에 따뜻한 죽으로 약 효과를 더한 사례가 나온다. 이어서 《본초강목》(本草綱目), 《신농본초경》(神農本草經), 《금궤요략》(金櫃要略), 《사성심원》(四聖心源) 등과 다른 고서에도 죽에 관한 기록이 더욱 많이 나오기 시작하였다.

물론 일반인들은 이러한 전문적인 의서를 보지 않는다. 아무튼 죽은 식사대용으로 또는 약용으로 먹기도 한다. 병에 걸리지 않고 건강하게 사는 방법을 죽에서 찾은 송나라의 대 시인 소동파와 육유는 여러분도 알고 있을 것이다.

미식가로도 유명한 소동파의 이름은 지금도 동파육으로 전해지고 있다. 죽에 관하여 소동파는 다음과 같은 기록을 남겼다. '깊은 밤에 허기가 심해지자 오자야(吳子野)가 흰죽을 먹는 게 어떻겠냐고 권유했다. 그는 죽은 몸속에 오래되어 남은 것을 밀어내고 새로운 것을 만들며, 속의 더부룩함을 없애주고 위를 이롭게 한다고 했다. 게다가 죽은 빨리 만들 수 있고 맛있으며, 죽을 먹고 나면 이루 말할 수 없이 훌륭한 음식이라는 생각이 든다고도 했다.

한편 육유의 죽에 대한 관심과 사랑은 소동파보다 더욱 남달랐다. 죽에 관한 좋은 점을 시를 지어 읊을 정도였는데, 그 내용은 대략 다음과 같다. '세상 사람들은 모두가 오래 살기를 바란다. 그런데 그 비결이 눈앞에 있어도 느끼지 못한다. 장수를 누릴 수 있는 쉬운 방법은 죽을 먹는 것이다. 죽만 잘 끓여 먹어도 신선이 될 수 있다.' 사랑과 일에서 뜻을 잃은 육유는 한평생을 걱정과 근심 속에서 살았다. 그럼에도 불구하고 고희까지만 살아도 장수라고 여기던 그 시대에 여든다섯까지 살았으니 무병장수, 건강의 모범 사례가 아닐 수 없다.

죽에 대해 논할 때, 죽을 단순히 배불리 먹어도 좋고 위와 장을 튼튼하게 해주는 보통 음식으로 생각해서는 안 된다. 힘들고 배고픈 시절에 양식을 대체하던 음식이라고 하찮게 여겨서는 더더욱 안 된다. 죽은 오장육부 중에서 특히 비장과 위의 기능이 약한 아이와 노년에게, 위와 장이 좋지 않은 환자에게 건강을 되찾아주는 기특한 음식이다. 이 부류에 속하지 않는 사람이라도 전문적인 어떤 효능을 가진 식품을 이용하여 죽을 만들어 자주 먹으면 질병 예방에 아주 큰 효과를 볼 수 있다. 이를테면 연자죽은 심장의 화기를 내려주고, 장미죽은 피부 미용에 좋다. 모두가 알다시피 녹두죽은 화를 없애고 더위를 쫓는 효과가 뛰어나다. 그리고 죽은 다이어트를 하는 사람의 지방을 없애주고 영양소는 그대로 남겨놓는, 어떤 음식과도 대체할 수 없는 훌륭한 효능을 보인다.

🧰 죽을 잘 끓이는 법

조금만 부지런하면 간단한 죽이라도 군침이 돌 정도로 맛있게 만들 수 있다. 죽 끓일 재료가 많이 준비되어 있다면 더할 나위 없이 맛있을 것이다. 물론 저렴한 가격의 간단한 재료로도 풍부한 영양과 맛이 좋은 죽을 얼마든지 끓일 수 있다.

재료마다 효능이 다르기 때문에 주재료에 어떤 것을 배합하느냐에 따라 효과도 달라진다. 이를테면 간·비장·위의 기운을 길러서 수족냉증, 불면증, 두통을 치료할 수 있고, 또 습을 없애고 답답함을 쫓아내는 방법을 써서 …… 아무튼 다양한 효과가 나타난다.

죽 끓이는 법에 대해 먼저 알아보자. 적당한 농도로 잘 끓인 죽은 식욕도 더욱 증가시킨다.

1. 먼저 쌀을 찬물에 30분 정도 담가둔다. 쌀은 최대한 불리는 것이 좋다. 콩류일 경우에는 쌀을 불리는 시간보다 조금 더 오래 담가둔다. 팥이나 검정콩 같은 것은 24시간 불리는 편이 좋은데, 그러면 식감도 좋아질 뿐만 아니라 끓이는 시간도 절약할 수 있다.

2. 다음은 여러분이 평소에 그다지 신경 쓰지 않는 점이다. 죽을 끓일 때 뜨거운 물을 사용하는 것, 이것이 신의 한 수다. 전문가들은 모두 뜨거운 물을 사용하는데, 그러면 죽이 냄비바닥에 들러붙지도 않고 시간도 절약된다.

3. 국이나 탕을 오래 끓일 때처럼 뜨거운 물로 쌀을 끓이다가 약불로 바꾼다. 계속 센불로 가열하지 않도록 유의한다. 약불로 천천히 끓여야 쌀의 향기와 맛이 전달된다. 약불로 10분 정도 끓이고 난 뒤 식용유를 넣는다. 소량의 식용유는 영양소를 파괴하지 않고 죽에 윤기를 돌게 해 식욕을 돋우며 식감이 더욱 좋아지게 한다.

4. 약물로 20분 정도 끓였을 때 시계방향으로 천천히 저어준다. 죽이 더욱 걸쭉해지면서 쌀알도 커진다. 쉬지 않고 죽이

되질 때까지 계속 저어준다.

5. 죽의 종류에 따라 재료를 넣는 시간도 모두 다르므로 재료를 한꺼번에 넣지 않도록 주의한다. 야채죽을 끓인다면 죽이 거의 다 되어갈 때쯤 야채를 넣는다. 죽에 약재를 넣는다면 약재를 먼저 끓인 다음 그 약물로 죽을 끓인다. 이렇게 해야 죽 맛뿐 아니라 약 효과도 좋다. 재료에 따라 불의 세기도, 재료를 끓이는 시간도 다르기 때문에 재료를 너무 오랫동안 끓여서 영양소가 파괴되지 않도록 주의한다.

➕ 백합행인죽

누가 먹으면 좋을까

1. 일반적인 경우: 가을에는 날씨가 건조하므로 폐의 기운을 길러야 한다. 이 시기에는 폐를 윤택하게 해주는 방법이 가장 적합하다. 앞에서도 말했듯이 연자, 흰목이버섯, 무, 연근 등과 같은 식품은 가을에 폐의 기운을 기르는 데 매우 좋다.

2. 기침을 잘 하는 사람: 기침은 폐와 연관이 있다. 폐는 맑아야 하고 열이 있거나 건조해서도 안 되며 이물질이 있어도 안 된다. 중의학에서는 '간의 기운은 길러야 하고 심장은 조용해야 하며 폐

는 맑아야 한다'고 말한다.《본초경소(本草經疏)》에는 다음과 같이 기록되어 있다. '백합은 토(비장)와 금(폐)의 기운을 가지고 있으며 또한 타고난 맑음도 가지고 있다. 맛이 달고 성질은 평하다. 또한 찬 성질이 약간 있으나 무해하다.' 백합은 폐를 맑게 하고 기침을 없애는 데 가장 적합한 약재다. 집안에 담배를 피우는 사람이 있다면 백합행인죽을 자주 끓여주도록 하자. 매일 저녁 한 그릇씩 먹으면 흡연 때문에 생긴 기침 치료에 상당한 효과를 볼 수 있다.

3. 병을 앓은 뒤 허열이 있는 사람: 병을 앓은 뒤 회복기에 있는 사람들은 몸이 허한 상태다. 일반적인 열증 증상이 나타나는 사람도 있는데, 이를테면 입안이 마르고 혀가 타는 듯하거나 식욕이 없거나 볼이 빨갛게 달아오르거나 손발바닥이 뜨거운 오심번열 등과 같은 증상을 말한다. 이런 증상이 나타나는 사람들은 백합행인죽을 많이 먹어야 하는데 삼키기 힘들지 않으며 증상을 약화시키는 데도 매우 좋다.

백합은 단맛과 약간의 쓴맛이 나며 심장과 폐의 두 경락으로 들어간다. 아주 오래된 고서의 기록에 나올 정도로 역사가 깊은 약재다. 백합은 폐를 맑게 하며 건조한 것을 윤택하게 하고 음의 기운을 길러 열을 내리며 비장과 위를 튼튼하게 한다. 열을 내리고 보하는 효과를 가진 훌륭한 약재로, 중의학의 백화고와 백합고금환 등에 쓰이는 주요 약재가 모두 백합이다. 현대 의학의 한 연구에 의해 백합에 전분, 단백질, 지방, 각종 알칼로이드, 칼슘, 인, 철분 등 다양한 영양성분이 들어 있다는 것이 입증되었다. 기침을 멎게 하고 천식을 가라앉히며 지혈 효과가 있다는 것이다. 폐가 건조한 사람에게 백합은 대자연이 선사한 훌륭한 약재임이 틀림없다.

만드는 방법

재료: 백합, 행인, 쌀, 설탕

죽을 끓이기 전에 우선 백합 꽃잎을 뜯어 겉의 것을 뜯어내고 깨끗이 씻는다.(말린 백합은 미리 물에 불려둔다) 행인(杏仁)은 따뜻한 물에 불린 뒤 껍질을 제거한다. 쌀을 냄비에 넣고 절반쯤 익었을 때 손질한 백합과 행인을 넣는다. 쌀과 백합, 행인을 걸쭉해질 때까지 푹 끓여 설탕을 적당히 넣고 간을 맞춘다. 백합행인죽은 집에서 자주 해먹을 수 있는 가정용 죽으로 모두에게 좋은 음식이다. 특히 요즘처럼 공기가 좋지 않은 시기에 미세먼지 제거에 도움이 되는 가정용 식이요법이다.

죽으로 끓이는 것 외에도 백합은 벌꿀을 사용해 백합밀을 만들 수 있다. 방법도 간단하다. 생 백합을 깨끗이 씻어 햇볕에 말린 뒤 벌꿀과 함께 잘 섞어준다. 그 다음 냄비에 넣고 물이

닿지 않도록 해서 잘 찐다. 백합밀은 기침을 하는 어린아이, 만성 기관지염을 앓는 사람, 딱딱한 대변을 보거나 대변을 시원하게 보지 못하는 사람이 먹으면 효과가 매우 좋다. 백합과 마찬가지로 건조함을 없애고 폐를 윤택하게 해주는 효능이 있는 꿀과 백합을 섞어 함께 찌면 달고 부드러워 힘들이지 않고 아기에게도 먹일 수 있다. 특히 가을과 겨울처럼 건조한 계절에 자주 끓여서 아이에게 먹이면 좋다. 그러나 비장이 허하고 대변이 무른 아기에게는 적합하지 않으므로 주의하도록 한다.

💊 삼홍죽; 손발을 따뜻하게 하고 빈혈을 치료한다.
누가 먹으면 좋을까

여성에게는 혈을 보하고 혈을 잘 돌게 하는 일이 매우 중요하다. 이는 평생 해야 할 일이다. 생리를 비롯해 임신을 하고 아기를 낳는 모든 일이 혈을 잃는 일이기 때문이다. '물이 여자를 기른다'라는 말이 있는데 여기서 '물'은 혈을 나타낸다. 즉, 혈이 여성에게 미치는 영향을 한마디로 표현한 말이다. 혈을 보하는 것이 중요하다는 사실을 사람들은 알고 있다. 대추, 당귀, 구기자, 갈색 설탕 등과 같은 각종 보혈 효능을 가진 식품들이 이미 일상생활에까지 들어왔다는 것은 여성이 자신의 몸을 사랑하고 아끼며 중요하게 생각한다는 뜻이다.

그러나 보혈만 해서는 부족하고 혈의 흐름까지 원활하게 해주어야 한다. 경락의 운행이 원활하지 않아 혈액순환이 잘되지 않으면 몸을 보하는 영양 물질이 아무리 많아도 우리 몸이 필요로 하는 혈액으로 전환되기 힘들다. 쓸데없는 부담만 가중시키는 꼴이 된다. 이는 수도관과 같은 원리인데, 수도관이 막혔을 때 맨 먼저 해야 하는 일은 관을 뚫는 것이다. 필사적으로 관에 물을 쏟아붓는들 무슨 소용이 있겠는가? 근본적인 문제를 해결하지 못했는데 말이다. 문제 해결은 '청보(清補)'에 있으며, 먼저 '청(清)'을 한 다음 '보(補)'를 해야 한다. 비교적 건강한 보통 사람에게는 '청'과 '보'를 동시에 사용해도 무방하다. 혈과 관련된 치료방법에 있어서 '청보'는 보혈과 활혈을 함께 사용하는 것을 말한다.

혈을 잘 돌게 하는 활혈 방법은 매우 많다. 운동, 족욕, 침, 안마 등 혈액순환을 촉진하는 모든 방법이 활혈 방법이다. 하지만 대부분은 게을러서, 시간이 없다는 이런저런 핑계 때문에 지속하기가 쉽지 않다. 이와 같은 사람들에게 삼홍죽을 소개하고자 한다. 이 삼홍죽은 보혈과 동시에 활혈 효능이 있으며, 죽의 양이 많지 않고 칼로리도 높지 않아 장기간 꾸준히 먹어도 괜찮으니 살찔 염려를 하지 않아도 된다.

만드는 방법

주요 재료는 땅콩, 대추, 목이버섯 세 가지다.

먼저 목이버섯을 물에 불려둔 뒤 잘게 자른다. 땅콩도 물에 불려둔다. 손질한 목이버섯과 물에 불려둔 땅콩, 대추를 함께 돌솥에 넣고 물을 적당히 넣어 센불에 끓인다. 끓어오르면 약불로 바꾸어 땅콩이 푹 익을 때까지 천천히 끓인다. 마지막에 갈색 설탕을 적당히 넣어 조금 더 끓여주면 완성이다.

겨울에는 삼홍죽에 흑미를 넣어 끓여 먹어도 좋다. 흑미도 먼저 물에 불린 다음에 끓이면 신장의 기운을 기르는 효능이 배가 된다. 갈색 설탕을 싫어하는 경우에는 죽이 식었을 때 꿀을 넣어 먹어도 좋다.

목이버섯은 최고의 균류 식품으로 혈을 잘 돌게 하는 효능이 있다. 그리고 대추가 혈을 보하는 효능이 있다는 사실은 이미 잘 알고 있을 것이다. 갈색 설탕은 더더욱 말할 필요가 없다. 옛날 여성들은 산후조리를 할 때 갈색 설탕으로 몸을 추스르고 기운을 차렸다고 한다. 땅콩은 영양이 풍부할 뿐만 아니라 값도 싼 서민 식품이다. 예로부터 중의학에서 장생과(長生果)라고 불리며 식물의 고기라는 영광의 별명도 가지고 있는 식품이 바로 땅콩이다. 결코 과장도, 근거 없는 말도 아니다. 땅콩에는 지방, 다당류, 단백질, 각종 미량원소 등과 같은 영양

성분이 풍부해 성장기 어린이에게는 대뇌발육 촉진, 대뇌기억 기능 증대와 같은 효과가 있으며, 노년층에게는 뇌세포 활성화와 노화 억제 등 항노화 작용을 한다. 또한 여성에게는 기혈을 보충해 주고 모유가 잘 나오게 해준다. 땅콩을 이용한 음식 중의 하나인 땅콩족발탕은 여성 산후조리의 대표적인 음식으로 모유를 잘 나오게 한다. 한마디로 땅콩은 남녀노소 누구에게나 적합한 좋은 식품이다.

여성이 손발이 차고 얼굴색이 좋지 않은 증상을 보인다면 대체적으로 원활하지 않은 혈액순환이나 빈혈과 관계가 있다. 이 같은 경우에 매일 저녁 삼홍죽을 먹으면 보혈은 기본이고 손발이 차가운 증상도 해결된다. 또한 비장과 위가 튼튼해지고 혈이 보해지기 때문에 예뻐지는 미용효과도 볼 수 있다.

➕ 건강보양죽; 면역력을 증강시킨다

현대인의 풀리지 않는 과제는 바로 '피로'다. 어린아이부터 젊은이, 노인 할 것 없이 가장 큰 문제로 피로를 꼽는다. 쌓인 피로 때문에 중년층이나 직장 여성들은 퇴근한 후에 집에 도착하자마자 자고 싶어 할지도 모르겠다.

피로는 결코 한두 사람의 문제가 아니다. 피로가 쌓이는 근본적인 이유는 무엇일까? 바쁜 업무도 문제지만 바쁜 만큼 영양이 받쳐주지 못하기 때문이다. 과다한 업무로 에너지를 모두 직장에 쏟아부으면서 정작 우리 몸에 영양을 줄 수 있는 시간은 없다고들 말한다. 이런 생활이 반복적으로 지속되면 에너지 보충이 이뤄지지 않아 피로가 배로 쌓여 피로에서 벗어나지 못한다.

특히 여성들은 기초체력이 남성보다 약함에도 불구하고 경쟁이 치열한 사회생활에서 잃은 에너지를 회복하고 자신의 건강을 돌볼 시간도, 힘도 없다. 이때 진하게 끓인 마구기자죽 한 그릇이면 에너지를 회복시킬 수 있다.

만드는 방법

재료가 아주 소박하다. 쌀, 마, 구기자만 있으면 된다.

먼저 쌀을 깨끗이 씻은 뒤 30분 정도 물에 불린다. 마는 껍질을 벗긴 뒤 작은 토막으로 썰어놓고, 구기자는 깨끗이 씻어둔다. 솥이나 냄비에 물을 적당히 넣고 끓인 뒤 준비해둔 쌀, 마, 구기자를 넣고 센불에서 끓인다. 끓어오르면 은근한 불로 바꾸어 천천히 30분 정도 더 끓이면 완성이다. 단맛을 좋아하는 사람은 설탕 또는 벌꿀을 약간 넣어서 먹고, 짭짤한 맛을 좋아하는 사람은 생채무침이나 장아찌를 곁들여 먹는다.

마는 하얀 속살을 지닌 매력 덩어리다. 비장을 튼튼하게 하며 폐와 신장을 보하는 효능까지 있다. 다른 흰색 식품에서는 보기 힘든 효능이다. 중의학에서는 마를 한 가지 맛이 나지만 세 가지 장부와 관련 있는 약재라고 한다. 그 세 가지 장부가 폐, 비장, 신장이다. 《본초강목》에서는 마의 효능을 다섯 가지로 구분하였다. 신장의 기운을 이롭게 하고 비위를 튼튼하게 하며 설사와 이질을 멎게 하고 담을 없애고 피부를 윤택하게 한다고 말이다. 마는 남녀노소 누구나 먹을 수 있는 식품으로 먹는 방법 또한 매우 다양하다. 주식으로 먹으면 배불리 먹을 수 있고, 채소로 먹으면 식욕을 돋우며, 다른 재료와 함께 달여 먹어도 부드럽고 맛있다. 간식으로 먹으면 허기를 채울 수 있다.

마구기자죽에 구기자를 추가할 경우에는 백혈구가 증가해 몸의 저항력이 커진다. 이와 함께 피로를 회복하고 체질을 강화하는 데도 도움이 된다. 여성은 또 홍조를 띠는 예쁜 얼굴색을 유지할 수 있다. 가격도 저렴하고 효능도 좋은 식품이다. 옷으로 비유하자면 저렴하면서도 자신에게 가장 잘 어울리는 옷이 되겠다.

➕ 대추, 해삼, 홍합죽; 간과 신장을 보하고 혈압을 낮춘다.

누가 먹으면 좋을까

중·노년층은 '고혈압'이라는 말을 입에 달고 다닌다. 그리고 예전과 다르게 최근 고혈압 환자의 연령이 점차 젊어지고 있는 추세다. 주요 요인은 음식, 생활습관과 밀접한 관계가 있다. 고혈압 진단을 받은 뒤 혈압약을 복용하면서 치료를 하기보다 미리 혈압을 낮춰주는 식이요법을 배워두는 편이 좋을 듯하다. 주방을 약방으로 바꾸면 맛있는 것도 먹고 건강도 챙길 수 있어 일석이조다. 사람들은 건강을 위해 주방으로 들어가 음식을 만들기가 어렵다고 하지만 사실 하나도 어렵지 않다. 혈압을 낮추고 싶다면 대추, 해삼, 홍합을 함께 넣어 죽을 끓여서 먹어보자. 특별한 효과를 볼 수 있을 것이다.

만드는 방법

해삼, 홍합, 대추, 쌀만 있으면 된다.

이 죽을 끓일 때는 신경을 좀 더 써야 한다. 먼저 해삼을 물에 불린 뒤 아주 잘게 썬다. 홍합은 깨끗이 씻어 적당한 크기로 썰고, 대추는 씨를 제거해 적당한 크기로 썬다. 물이 끓으면 쌀, 해삼, 대추, 홍합을 차례대로 넣는다. 센불에서 끓이다가 은근한 불로 바꾸어 걸쭉해질 때까지 계속 끓인다.

혈압을 낮추려면 매일 아침과 저녁에 작은 그릇으로 대추, 해삼 홍합죽을 먹도록 하자. 이 죽은 먹는 양이 아니라 일정 기간 꾸준히 지속적으로 먹는 것이 중요하다. 그 이유는 약물요법보다 효과가 약하기 때문이다. 약물요법이 센불이라면 식이요법은 약불이다. 약물요법은 센불처럼 빨리 병을 치료하는 것에 주안점을 두고, 식이요법은 몸이 튼튼해질 수 있도록 오랫동안 천천히 자양하는 것이 중요하기 때문에 서둘러서는 안 된다. 그리고 오행에서 흡수·저장에 해당하는 계절인 겨울에 몸을 보하는 효능이 뛰어난 해삼을 먹으면 영양흡수가 더 잘 된다. 따라서 이 죽은 겨울에 먹기에 적합한 겨울보양식이다. 해삼은 제비집, 전복, 상어지느러미 등과 함께 해산물의 8가지 보물, 팔진(八珍) 중의 하나다. 바다의 인삼이라고 불리는 이유는 해삼의 보익 효능이 인삼에 버금갈 정도로 뛰어나기 때문이다. 해삼은 육질이 부드럽고 영양이 풍부하며 성질이 따뜻하다. 혈을 기르고 건조한 것을 윤택하게 하며 자음강장 효과는 물론 신장을 보하고 원기 회복에 이롭기 때문에 남녀 모두에게 좋다. 해삼은 고단백, 저지방 식품이어서 먹어도 살 찔 염려를 하지 않아도 된다. 가격이 비싸기는 하지만 죽으로 만들어 먹을 때는 양을 많이 넣지 않아도 되고 다른 재료도 조금씩 들어가기 때문에, 가격 면에서 부담이 크지 않아 집집마다 먹을 수 있다. 해삼에 든 영양소는 다른 영양소에 비해 가성비가 높아서 추천할 만하다.

홍합은 서민들이 즐겨먹는 음식으로, '바다의 계란'이라는 별명을 가지고 있을 정도로 영양 가치도 높다. 단백질 함량이 무려 59%에 이르고 칼슘, 인, 철분, 아연 등 미네랄 성분과 비타민B 등이 풍부하다. 일반적인 어류나 해산물보다 영양 가치가 훨씬 높다. 명나라의 유명한 의학자 예주모(倪朱謨)는 홍합은 식품이지만 약용학적 가치가 매우 높으며 '보하는 효능이 뛰어나고 신장을 기르는 약'이라고 하였다. 실제로 홍합은 신장의 기운을 기를 뿐만 아니라 맛이 달다. 관련 장부는 간과 신장이며, 혈을 조절하고 혈압을 낮추는 효과가 있다.

➕ 복령팥죽; 습을 없애고 붓기를 가라앉힌다
누가 먹으면 좋을까

습의 문제는 일반 중년층만의 문제가 아니라 남방지역 사람들에게도 두통거리다. 흐린 날과 비오는 날이 계속 이어지는 계절이나, 장기간 진수성찬을 차려 먹는 습관은 우리 몸에 습기를 과

중하게 만드는 요인이 된다. 습은 없애기가 힘들다. 한기와 결합하면 한습이 되고, 열기와 결합하면 열습이 되며, 보통 약물로는 치료하기가 쉽지 않다.

복령은 이런 습을 없애는 효과가 매우 뛰어난 약재 가운데 하나다. 옛날 사람들이 '사시사철 먹을 수 있는 신비한 약'이라고 부를 정도로 복령은 효능 역시 매우 광범위하다. 복령은 성질은 평이하고 특정 계절에 상관없이 사시사철 먹어도 좋다. 풍, 한, 습, 온 등의 문제는 물론 다른 약재들과 잘 어울려 치료 효과가 뛰어나다. 습이 심한 사람에게 복령은 그저 단순히 습을 없애줄 뿐 아니라 비위도 튼튼하게 해준다. 우리 몸에 습이 있을 때는 습을 없애는 것이 주요 기능이지만, 몸 상태가 정상으로 회복되면 습을 없애는 작업을 저절로 멈추고 비장을 튼튼하게 해주는 기능을 시작한다. 비장이 허하고 습이 심한 사람에게 복령은 매우 훌륭한 식품이자 약재다.

한편 팥은 식품 중에서 붓기를 없애는 일등공신이다. 신장 기능의 이상으로 인한 수종, 심장 기능의 이상으로 인한 수종, 간경화 복수, 영양불량성 수종 및 비만 등의 병증에 팥을 먹으면 효과가 좋다. 산후 붓기가 심하거나 모유가 잘 나오지 않는 여성에게도 팥으로 죽을 끓여 먹이면 좋다.

만드는 방법

재료는 팥, 복령가루, 쌀이 필요하다.

먼저 팥을 24시간 정도 물에 담가 푹 불리고, 복령을 빻아서 가루로 만든다.(복령가루를 구입해서 사용해도 된다) 물이 끓기 시작하면 쌀과 팥을 넣고 한소끔 끓였다가 약불로 바꾸어 40분 정도 천천히 끓여준다. 마지막에 복령가루를 넣고 10분 더 끓이면 완성이다.

습을 없애고 비장을 튼튼하게 하고 싶거나 붓기를 없애고 싶은 사람은 복령팥죽을 자주 먹으면 좋다. 이 죽은 간경화 복수 환자에게도 효과가 아주 좋으며 매일 작은 공기로 한 그릇 먹으면 적당하다.

➕ 검은깨죽 · 습관성 변비를 해결한다

누가 먹으면 좋을까

깨를 먹을 수 있는 방법은 너무나 다양하다. 참기름, 깨소, 깨소스, 전병, 간식, 빵으로 먹고, 또 습관적으로 음식 위에 깨를 뿌려 먹기도 한다. 고명으로 놓기에도 예쁘지만 먹을 때 고소한 맛으로 풍미를 더한다. 깨는 흰깨와 검은깨 두 종류가 있는데 일반

가정에서 평소에 먹을 때는 흰깨가 좋으며, 보양 효과를 바란다면 검은깨를 먹는 것이 좋다.

깨는 입자는 작지만 영양이 풍부하다. 진(晉)나라 양생대가인 도홍경(陶弘景)이 깨에 대하여 '여덟 가지 곡식 중에서 유일하게 훌륭한 것은 깨뿐이다'라고 평가를 내린 바 있다. 그리고 유명한 시인이자 양생대가인 소동파 또한 검은깨를 아홉 번 찌고 아홉 번 말려서 보양식으로 먹었다고 전해진다. 이처럼 검은깨는 신장의 기운을 기르고 비장을 보하는 효능이 있어서 머리카락을 검게 하고 피부미용에도 좋다. 노년층의 흰머리나 젊은 사람의 새치에도 깨를 많이 먹으면 효과가 좋다. 《본초강목》에도 검은깨를 100일 동안 계속 꾸준히 먹으면 그동안 고치지 못한 고질적인 병들을 없앨 수 있다고 기록되어 있다. 여기서 말하는 대표적인 고질병은 현대인들의 골칫거리 중 하나인 습관성 변비라고 할 수 있다. 중의학에서는 신장의 기운이 허해지면 만병의 근원이 된다고 하였다. 이 말은 신장이 튼튼해지면 많은 병들이 저절로 낫는다는 것으로 해석이 가능하다. 신장의 기운을 길러주는 효능이 있는 검은깨를 많이 먹는 것이 건강을 챙기는 길이다.

일상생활에서 보통 사람들이 깨를 아홉 번 찌고 아홉 번 말리는 일은 거의 불가능하다. 그러나 검은깨로 죽을 끓여서 먹으면 효과를 거둘 수 있고 만드는 법도 수월하니 일석이조다.

만드는 방법

재료는 검은깨와 쌀만 있으면 된다.

먼저 검은깨를 볶은 다음에 빻아서 가루로 만든다. 죽이 다 되어갈 무렵 빻은 검은깨 가루를 뿌려서 골고루 잘 저어주면 된다. 매일 검은깨죽을 한 그릇 먹으면 습관성 변비가 있는 사람은 어느 정도 해결될 것이다.

중의학에서 보자면 깨는 맛이 달고 성질이 평이하며 간, 신장, 폐, 비장과 관련이 있다. 깨의 가장 큰 효능은 간과 신장을 보하고 정과 혈을 이롭게 하며 장을 이롭게 해주는 것이다. 장이 건조해서 생긴 변비의 경우 검은깨를 많이 먹으면 효과가 좋다. 죽을 끓이기가 번거롭고 귀찮은 사람은 볶은 검은깨에 벌꿀을 섞어 매일 한두 스푼 정도 먹어도 효과를 볼 수 있다.

깨를 먹을 때는 반드시 빻거나 갈아서 먹는 것이 좋다. 깨는 입자가 작은 데다 깨의 바깥층에 다소 딱딱한 막이 있는데, 이 막을 갈아서 먹어야 깨가 함유하고 있는 영양소가 더욱 쉽고 확실하게 소화흡수가 되기 때문이다.

Part 2

일반 질환의
건강관리 통합방안

🧰 자신의 병은 자신이 만든 것이다

　생활수준이 높아지면서 부자병은 이제 어디서나 흔하게 볼 수 있는 병이 되었다. 건강에 관한 정보나 지식이 넘쳐나고 너무나 쉽게 접하다 보니 혼란스럽기까지 하다. 돈과 이익을 따라 시스템이 따라가는 현상, 그리고 과학적 공공교육시스템의 부재가 '가짜 건강 비결'이 판칠 수 있는 데 일조를 한 것으로 보인다.

　'현대 최고의 명의'라고 불리는 후완린은 황산나트륨을 주성분으로 하는 망초로 모든 병을 고친다고 장담하였고, '독소배출의 대부' 린광창은 '고구마로 항암을', 장우본은 '녹두로 모든 병을', 자칭 '신선 도사' 리이, 이들은 한때 세상에서 유명세를 떨쳤던 '신의 능력을 가진 의사'들이었다. 그들의 정체가 드러나면서 사람들에게 어떤 건강관리비결이 과학적이고 효과가 있으며, 앞으로 오랫동안 지속적으로 이어나갈 수 있는 것인지 진지하게 고민할 수 있는 계기가 만들어졌다.

과학적인 건강관리는 한 종류의 음식이나 한 가지 방식이 아니라 체계적으로 구성되어야 한다. 옛날이나 요즘이나 과학적이고 체계적으로 건강을 관리할 수 있는 방법이 진정한 건강에 이르는 바른 길이다.

'중국식 건강관리'는 건강상태에 따라 대상을 건강한 사람, 고위험군, 임상증상이 나타난 사람, 환자 네 가지로 분류하며, 관리등급 체계는 총 3단계로 1단계는 예방, 2단계는 관리, 3단계는 치료로 구분하였다. 분류 기준 단계에 따라 관리등급을 다르게 적용한다.

병은 어떻게 올까? 환자를 진료할 때 차트는 당연히 의사가 작성한다. 하지만 자세히 살펴보면 병은 자신이 '쓴' 것이라는 사실을 곧 깨닫게 된다. 의사는 단지 환자가 '쓴' 병을 종이에 옮겨 쓰는 일을 할 뿐이다.

찬찬히 생각해보자. 당신이 잘 아프지도, 몇 년 동안 병에 걸리지도, 병원을 찾아오지도 않는데 의사가 무슨 재주로 혼자서 환자의 차트를 쓸 수 있겠는가? 반대로 당신이 자의든 타의든 건강을 생각하지 않고 몸을 해쳐 작은 병 큰 병 가리지 않고 수시로 병원 문을 드나든다면 의사가 귀찮아서 또는 하기 싫다는 이유로 차트를 쓰지 않을 수 있을까? 이력서의 경력사항은 많이 기재될수록 좋지만 병원 차트는 쓸 게 적을수록 좋다. 이러한 점에서 바람직한 건강관리가 필요하며, 아프지 않고 병에 걸리지 않는 것이 가장 이상적인 건강관리다.

현대인들은 대체적으로 건강관리를 잘하고 있긴 하나 전면적이고 통합적인 면이 부족하다. 요즘 대부분의 사람들이 이런 듯하다. 오늘 아침에 들은 어떤 건강비결이 몸에 좋다고 하면 바로 확신해 버린다. 그 다음 날 또 몸에 좋다는 다른 방법을 들으면 그전에 하던 방법은 버리고 새 방법을 따라한다. 바람직하지 못한 현상이다. 전면적이고 통합적인 건강관리방법을 생활 속에 접목시켜 자신의 습관으로 만들어야 한다. 밤샘이나 폭음을 자주 해서는 안 되며 운동을 하지 않는 것도 나쁘다. 자신이 좋아하는 음식이 나오면 많이 먹고, 싫어하는 음식이 나오면 안 먹는 등의 이런 편식 습관도 건강관리에 전혀 도움이 되지 않는다. 또한 계절 변화를 고려하지 않고 오로지 맵고 짠 음식만 먹는 것도 좋지 않다.

일반적으로 건강관리는 아래의 두 가지 규칙을 따라야 한다.

첫째, 일반적인 관리다. 음식, 수면, 배설, 운동, 정신적 상태 등의 생활습관에 따른 일상적 관리를 말한다.

둘째, 특수한 관리다. 몸 상태, 가족 병력에 대한 맞춤형 관리다. 이를테면 어떤 사람은 태어나면서부터 체질적으로 이상이 있거나 또는 가족 유전병이 잠재돼 있다. 이런 경우 자신의 특수한 상황에 맞게 조치를 취해서 건강상의 문제를 미리 예방하자는 것이다. 또 어떤 사람은 업무의 성질과 환경적 요인으로 특수한 관리를 해야 한다. 장시간 책상 앞에 앉아서 근무를 해야 하는 화이트컬러는 목 추간판장애(디스크)와 같은 경추병, 허리근육 손상 등의 질환에 쉽게 노출되고, 운동선수 같은 경우는 관절 부상을 쉽게 입으며, 시멘트공장에서 근무하는 노동자들은 진폐증에 쉽게 걸린다.

사람들마다 자신의 상황에 맞게 특수 관리를 진행해야 하지만 일반적 관리가 건강관리의 핵심이라는 사실을 꼭 기억해야 한다. 일반적인 건강관리가 이루어지지 않는데 특수한 건강관리를 말하는 것은 언감생심이다.

2-1 인두염

🧰 병리

만성 인두염은 어떻게 생기는 것일까? 중의학에서는 인두염을 기나 혈, 담, 습, 화, 먹은 음식 등이 울체되어 생기는 병으로 본다. 울체는 막혔다는 뜻이니 울체를 해결하는 방법은 풀어주는 것이다. 기의 울체는 기를 소통시켜 주고 혈의 울체는 막힌 혈을 돌게 하고 담과 습의 울체는 담과 습을 없애주고 화의 울체는 열을 아래로 내리고 음식의 울체는 소화가 잘되게 하면 된다.

이 여섯 가지의 울체는 어떻게 생기는 것일까? 좀 더 구체적으로 살펴보자. '무릇 모든 병은 기(氣)에서 시작된다'고 하였다. 기가 울체되면 오장육부의 기능에 이상이 생기고, 그러면 오장육부가 제 기능을 하지 못해 문제들이 발생한다. 특히 기의 울체는 혈의 울체를 일으킨다. 그 이유는 기가 혈액순환을 이끄는 힘이기 때문이다. 오장육부의 기능에 이상이 생기면 또 비장, 신장, 폐 등의 습을 다스리는 기능에도 문제가 생겨 습이 울체가 된다. 이와 동시에 비장, 위, 간 등의 소화기능이 약해지면서 먹은 음식이 울체되어 소화가 되지 않으면서 쌓인다. 이렇게 쌓여서 생긴 불이 또 울체가 된다. 담의 울체는 습 때문일 수도, 소화불량으로 쌓인 독소 때문일 수도 있다. 이뿐만 아니라 화의 울체 때문일 수 있다. 그 이유는 화의 울체는 정상적인 수분을 뭉쳐서 담을 만들기 때문이다. 이를 삭진위담(爍津爲痰)이라고 한다. 또 습의 울체는 혈의 울체를 일으키고, 음식의 울체는 담의 울체 등을 동반하기도 한다.

서로에게 영향을 미치는 관계이므로 여럿 가운데 하나만이라도 잘 치료하면 동반되는 여러 문제들을 한꺼번에 해결할 수 있다. 폐와 간의 기본적인 문제를 해결하는 치료방법인 청폐청간(淸肺淸肝)으로 만성 인두염도 치료가 가능하다. 폐는 우리 몸의 기를 다스리는데, 폐의 기능이 정상이면 울체가 생기지 않고 다른 여러 문제도 나타나지 않는다. 또한 간의 막힌 기를 소통시켜주면 간의 기능이 정상으로 회복되고 소화기능도 제 기능을 찾는다. 따라서 습의 울체와 음식의 울체뿐만 아니라 혈의 울체와 화의 울체도 생기지 않는다.

➕ 치료

서양의학에서는 대체적으로 만성 인두염의 원인을 위산 역류로 본다. 하지만 자극적인 음식, 불량식품을 먹지 않고, 공기가 맑고 자연환경이 좋은 호주에 사는데 인후가 계속 아픈 이유는 무엇일까? 그리고 기분이 좋지 않고 스트레스가 심하거나 냉장고의 찬 과일을 먹으면 왜 또 목이 아픈 것일까? 그 이유는 이러한 다양한 요인들이 위 기능의 이상을 불러일으키기 때문이다. 위산 분비가 많은 데다 위의 요인들이 더해지면 위는 충격을 받는다. 이때 위는 얼어붙는 듯, 순간 마비가 되어 위산을 위쪽으로 뿜는다. 위산이 식도를 타고 올라오면 목구멍이 따끔거리고 쓰라린데 인후염에 걸린 것이다. 이 경우 먼저 위산부터 치료해야 한다. 단, 염기성 성분의 약은 쓰지 말아야 한다. 염기성 성분의 약을 치료에 사용하는 것은 근본적인 치료가 되지 못할 뿐 아니라 암을 쉽게 유발한다. 위의 기능을 조절하여 위산 분비가 정상적으로 돌아올 수 있도록 근본적인 치료가 먼저 이루어져야 한다.

2010년, 만성 인두염을 오랫동안 앓은 석 씨 성을 가진 남성 환자가 병원을 찾아왔다. 그는 만성 인두염 외에 표재성 위염, 고혈압, 불면증 등으로 많이 힘들어했다. 환자분에게 필자가 직접 개발해 먹기 좋게 환약으로 만든 이인환(利咽丸), 위보(胃寶), 노맥환(蘆麥丸)을 처방하면서 꼭 드시라고 당부하였다. 저녁에는 건곤교태환(乾坤交泰丸)을 복용하도록 하였다. 사흘 뒤 바로 증상이 많이 호전되었다는 소식을 전화로 알려왔다.

처방한 약의 약리는 다음과 같다. 이인환은 인후의 민감성을 약화시키는 효과가 있다. 가자, 비파, 연근은 인후를 깨끗하게 하고 폐의 기를 아래로 시원하게 내려 보낸다. 위보는 비장과 위를 튼튼하게 하여 중초 기능을 촉진하며, 이인환의 한 성분과 만나면 평활근 경직을 완화시킨다. 그리고 노맥환은 빠른 속도로 장 기능을 조절하는 효과가 있어 배변을 수월하게 한다. 장이 시원해지면 아래 기관의 압력이 감소되고 위경련 때문에 위산이 위쪽으로 올라가는 증상도 어느 정도 잡을 수 있다. 건곤교태환은 약한 음의 기운을 기르고 상대적으로 강한 양의 기운을 낮추며, 심장과 신장을 통하게 하여 심신을 안정시키는 효과가 있다. 아침에 먹으면 상초와 중초의 기능에 좋지 않으므로 음양이 교차하는 저녁 무렵에 약을 복용하는 것이 적합하다. 또한 부교감신경을 조절하며 고혈압 치료에도 효과적이다.

➕ 식이요법

- 찻잎과 벌꿀을 적당량 준비한다. 찻잎을 사포주머니에 담아 컵 속에 넣고 뜨거운 물을 부어 우려낸다. 식으면 벌꿀

을 넣고 잘 저어준다. 30분마다 이 용액으로 입안과 목을
가글한다.

● 벌꿀 500그램에 빙편(용뇌수) 6그램을 넣어 자주 먹는다.

● 반대해 10그램에 현삼 10그램, 맥문동 10그램, 감초 3그램
을 넣고 매일 1첩씩 먹는다.

● 맥문동 15그램, 백연자 15그램, 얼음사탕(빙당, 冰糖) (적당
량)을 물을 넣고 함께 약불로 끓인 뒤 차 대용으로 마신다.

2-2 만성 위질환

🔓 병리

보통 위질환이라고 하면 만성 위질환이나 위통을 가리키며, 서양의학에서 말하는 만성 위염, 위궤양, 표재성 위염이 포함된다. 현대인들은 아침을 거르는 등 식사가 매우 불규칙적이다. 바쁘다는 이유로 한 끼 걸러 한 끼 먹는 경우가 허다하다. 이러한 습관이 만성 위질환과 위궤양을 일으킨다. 시간이 지나도 잘 낫지 않으며, 중노년층의 만성 위질환은 심해지면 암으로 발전하기도 한다. 위질환의 식이요법에 대하여 설명하기 전에 위의 소화 기능에 대하여 먼저 소개하고자 한다.

아시다시피 위는 소화를 담당하는 매우 중요한 기관 가운데 하나다. 음식물이 입으로 들어가면 먼저 위벽의 연마 작용과 위의 소화 작용을 통해 잘게 분해되어 흡수되기 쉬운 소분자 물질로 바

뀐다. 이후 소장으로 들어가 영양물질로 체내에 이용된다. 위에 염증이 생기면 위의 기능이 저하되어 소화불량의 여러 증상을 일으킨다. 식사 후 속이 더부룩하거나 신물이 넘어오는 경우가 그렇다. 많이 먹어도 영양물질이 체내에 흡수가 되지 않으면 영양 손실이 커져 여러 기관이 제대로 활동을 못해 기능에 이상이 생기거나 이로 인해 다른 병이 찾아온다.

만성 위염은 헬리코박터 파일로리의 감염에 의해 위점막에 염증이 생긴 것이다. 유행병학 통계에 의하면 위질환은 사람들이 흔히 앓고 있는 질병 중의 하나로 50세 이상이 위질환을 앓고 있을 확률이 무려 60%에 이른다. 만성 위염을 일으키는 다른 요인은 담즙 역류, 소염제 복용, 흡연 및 음주 등의 개인적 생활습관, 정신적 스트레스로 인한 위점막의 손상이다. 복잡한 분비기관의 하나인 위점막은 사람이 눈, 코, 입으로 색깔, 맛, 냄새의 자극을 받을 때 일부 소화액을 분비시켜 음식물을 소화시킨다.

위액 속에는 위산이 들어있으며, 위산은 살균작용과 소화작용을 하고 칼슘과 철분의 흡수를 촉진한다. 위액 속의 펩신은 육류, 계란과 같은 단백질을 소화시키고, 위점막을 보호하는 위점액은 크고 거친 음식물과 위산의 침입을 막아준다. 이처럼 위액은 체내의 소화활동과 영양물질 흡수에 매우 중요한 작용을 한다. 위액이 과다하게 분비되거나 부족하면 위의 기능에 이상이 생겨 소화불량과 영양실조 등이 일어난다.

위염 초기에는 염증이 점막 표층에 국한되는데 이를 표재성 위염이라고 한다. 위염 초기의 증상으로는 소화액의 분비가 증가해 신물이 넘어오거나 트림을 하고, 복부에 미약한 통증이 나타난다.

만성 위염의 후기에는 염증 반응이 점막 안을 자극해 점막이 위축되어 위산 분비가 상대적으로 감소하는데 이를 위축성 위염이라고 한다. 소화흡수가 현저히 떨어지기 때문에 야위고 무기력해지는 등 영양실조 증상이 나타나며 일상생활이 힘들다.

소화성 궤양

궤양은 보통 위궤양과 십이지장궤양을 포함한 소화성 궤양을 말한다. 산성 성분인 위액이 위와 십이지장의 점막을 갉아먹어 발생한다. 위액 속의 단백질을 분해하는 펩신에 의해 위벽이 손상되어 궤양이 일어난다. 소화성 궤양은 입속에 궤양이 생기는 것과 유사한 형태를 띤다. 궤양 발병률은 10-20%로 상당히 높은 편이며, 특히 60세 이상 노인의 위궤양 발병률은 무려 20-25%에 이른다. 위궤양 증상으로는 신물, 속쓰림, 트림, 속더부룩함, 위통 등이 있고, 만성 표재성 위염 증상과 매우 유사하다. 위축성 위염은 표재성 위염의 염증이 위점막의 선체를 위축시켜 발생하며 암으로 쉽게 발전하는 특징이 있다.

중의학에서는 만성 위염을 위완통(胃脘痛)이라고 한다. 크게 두 가지 요인에 의해 발생한다고 보는데, 첫째는 기분이나 감정에 의한 것이고, 둘째는 '음식에 의한 것'이다. 화를 내거나 우울하거나, 생각 또는 고민을 많이 하거나 지나치게 긴장하면 신경시스템이 흐트러지면서 위 기능의 장애를 불러온다.

중의학에서는 생각이나 고민을 지나치게 많이 하면 심장과 비장이 상한다고 본다. 비장과 위는 연결되어 있으며, 간은 정서와 기분을 다스린다. 따라서 분노 등의 정서적 심리 상태는 소화 기능에 영향을 미친다. 두 번째 요인으로 '음식에 의한 것'은 불규칙적인 식사를 말한다. 임상에서 흔히 볼 수 있는 두 가지 유형이 있다. 하나는 야근을 하면서 식사해야 할 때를 놓쳐 자주 굶는 경우다. 식사 시간이 되면 위산이 다량으로 분비되는데, 이때 음식을 먹지 않으면 분비된 위산이 위벽을 갉아먹는다. 그리고 이런 경우가 오랫동안 반복적으로 지속되면 궤양이 된다. '음식에 의한' 또 다른 경우는 바로 과식이다. 음식을 많이 먹으면 소화와 분쇄 작용을 위해 위가 평소 때마다 더 많이 움직여야 한다. 과다한 소화 활동으로 지쳐버린 위가 더 이상 제 기능을 할 힘을 잃게 되면 위 기능에 이상이 오는 것이다.

➕ 식이요법

만성 위염의 섭생 원칙

　다년간의 임상영양에 관해 연구한 필자는 서양 사람들은 고기에 채소를 곁들인 식사를 위주로 하고 동양 사람들은 쌀이나 밀 등 곡류를 주로 먹는다는 사실을 알았다. 이후 균형 잡힌 식사를 해야 한다고 계속 홍보하고 권유하고 있다. 하루 한 끼 식사에 단백질, 탄수화물, 섬유소, 비타민, 미량원소 등을 먹어야 하는데 양도 중요하지만 양보다 영양 균형에 신경을 써야 한다. 이는 중의학 서적인《황제내경》에서 말하는 오곡위양, 오과위조, 오축우익, 오채위충에 해당한다. '기운과 맛이 맞아 그것을 먹으면 정기를 보할 수 있다.' 이 말 역시 많은 사람들이 인용하는 문구다. 균형 잡힌 식사의 관점은 동양과 서양 모두 일치한다. 곡류와 채소가 잘 배합되어야 정기를 보할 수 있다.

　동양인의 유전자는 오곡잡곡이 바탕이다. 동양 문화는 농업으로 시작하여 발달됐다. 따라서 필자는 만성 위염을 치료하는 과정에 잘 알고 있는 채소를 먹어야 한다고 주장한다. '죽'을 먹는 것도 적합한 방법이다. 죽은 굳기가 딱딱하지도 않고 중간 정도여서 위를 따뜻하게 하는 데 적합하다. 굽거나 튀기거나 기름에 볶는 등 소화가 잘 안 되는 딱딱한 음식은 점막을 손상시키기 쉽다. 섬유소가 과다한 음식 역시 소화가 쉽게 되지 않는다. 게다가 샐러리 줄기, 부추 등 물에 녹지 않는 굵은 섬유소를 함유하고 있는 채소는 위 점막에 아주 큰 자극을 준다. 염증과 궤양을 가중시킬 수도 있어서 적합하지 않다.

이밖에 식이요법은 아니지만 복식호흡을 하면 좋다. 복식호흡을 하면 횡격막이 충분히 확장되어 위를 마사지 해주고 위장운동을 자극하고 복부의 혈액순환 개선 효과가 있다. 뿐만 아니라 정신적 긴장상태를 완화시켜 주고 정신적 스트레스를 극복할 수 있게 해준다.

시간에 맞춰 식사하라, 위산 분비 훈련이 가능해진다

시간에 맞춰 식사하고 세 끼를 다섯 끼로 바꾸면 위산 과다를 막을 수 있다. 위질환을 예방하는 간단하고 실용적인 최고의 방법이다.

다시 말해 위질환을 예방하려면 위산 과다를 막아야 한다. 가장 이상적인 상황은 원하는 대로 위액이 분비되게 하는 것이다. 이를 실현하는 방법은 가장 기본적이면서도 간단하다. 시간에 맞춰 식사를 하는 것이다.

배가 고프면 본능적으로 밥이 먹고 싶다. 배가 고프면 위는 위산을 분비하여 음식을 소화시킬 준비를 한다. 그런데 이때 밥을 먹지 않으면 위산은 분비되어야 할 때 분비되는 습관을 기르지 못한다. 위가 공복인 상태에서 위산이 분비되면 위점막이 손상을 입어 위염과 위궤양 등과 같은 질환이 일어난다. 남아 있는 위산은 소장 앞부분인 십이지장까지 내려간다. 음식이 있는 정상적인 경우라면 담즙도 분비되어 위산과 함께 소화를 돕는다. 하지만 지금 위 속에는 음식이 없다. 담즙도 없다. 십이지장에는 위산만 남아 있다. 이 위산은 장을 조금씩 갉아먹고 십이지장 구부 궤양을 일으킨다.

이밖에도 자주 굶으면 담낭에서 배출되는 담즙도 줄어든다. 심지어 아예 배출되지 않을 수도 있다. 이렇게 되면 남아 있는 담즙은 담낭에 있을 수밖에 없는데, 담즙이 계속 모이고 농축되어 저부에 침전되면 담결석이 된다. 따라서 제때 식사를 해야만 위산이 정확한 시간에 분비되는 습관을 기를 수 있어 위와 장이 해를 입지 않는다. 또한 하루 세 끼를 다섯 끼로 바꾸어 소량의 식사를 여러 차례 먹는 것이 위의 부담을 줄일 수 있다. 그리고 음식을 먹을 때는 천천히 오래 꼭꼭 씹어 먹도록 특별히 신경을 써야 한다. 음식물이 최대한 잘게 씹혀져 타액과 충분히 섞일 수 있도록 만들어 소화를 도와야 한다.

위산의 피해를 줄일 수 있는 비법이 하나 있긴 하다. 바로 거친 곡류를 먹는 것이다. 거친 곡류에는 다량의 식이섬유소가 들어 있어 대변의 양이 늘어나고 배변을 하게 되면 장이 비워진다. 위는 막히지 않고 뚫리고 장은 비어 있어야 위 속의 음식물이 가볍고 편하게 장으로 들어가 마지막에 대변으로 나온다. 이렇게 하면 위 속의 위산을 줄여 위점막이 심하게 부식되는 것을 막을 수 있다. 주의해야 할 점은, 위질환이 심한 사람은 순서에 따라 천천히 해야 한다는 것이다. 굵은 섬유소는 소화가 잘 안 되기 때문에 한꺼번에 많이 먹는 것을 삼가야 한다.

소금을 줄이면 폭음과 폭식을 막을 수 있다

위질환을 앓고 있는 사람은 어떤 점을 주의해야 할까? 바로 소금 섭취와 폭음, 폭식이다.

돼지 위장을 씻어본 사람은 점막을 깨끗이 벗기기가 쉽지 않다는 점을 안다. 그런데 소금을 뿌리면 신기하게도 점막을 쉽게 벗길 수 있다. 우리의 위장도 마찬가지이다. 염분 섭취가 과도하면 위점막이 쉽게 위벽에서 떨어져 나와 위산이 바로 위벽을 갉아먹는다. 위질환 환자들은 '건강의 적'이 되어버린 소금의 과다섭취를 주의해야 한다. 간장도 많이 먹어서는 안 되며 조미료 역시 주의해야 한다. 그럼에도 불구하고 현대인들은 점점 더 진하고 강한 맛을 찾고 있다. 염분 섭취를 당장 줄이기는 힘들지도 모른다. 하지만 동양과 서양의 풍부한 향료라든지 약재로 조미료를 대체하면 소금 사용량을 줄일 수 있다.

폭음, 폭식은 위산을 다량으로 분비하게 한다. 장기간 지속적으로 폭음, 폭식을 하면 위는 소화에 필요한 위산을 충분히 확보하기 위해 다량으로 위산을 분비하는 데 익숙해져 버린다. 폭음, 폭식을 하지 않고 식사량을 줄여도 위산은 계속해서 다량으로 분비된다는 말이다. 남아도는 위산은 위점막을 갉아 먹고 결국에는 위 질환을 일으킨다.

버섯류, 팽이버섯, 감자로 위를 보호하라

만성 위염이 반복되는 사람, 특히 위축성 위염이 있는 사람은 표고버섯이나 주름버섯을 자주 먹기를 권한다. 현재 약리학에서 버섯류를 많이 먹으면 면역력을 증강시킬 수 있을 뿐만 아니라 헬리코박터 파일로리를 스스로 막을 수 있는 능력을 조절할 수 있다는 분석이 나왔다. 실제로 표고버섯 안에 든 다당류가 만성 위염이 위암으로 발전하는 것을 막아주는 효능이 있다고 밝혀졌다.

정서 상태, 기분, 감정 때문에 생긴 위기능 장애에 대해서는 팽이버섯을 많이 먹기를 권한다. 앞에서 말한 정신적 긴장은 위질환을 일으키는 요인이다. 팽이버섯은 심장의 기운을 기르고 뇌를 튼튼하게 하며 간의 기운을 소통시켜 주고 우울함을 없애주는 효능을 가지고 있다. 기분이 좋아지고 정신적 스트레스가 사라지면 위질환도 자연히 완화되거나 좋아진다. 사실 옛날이나 지금이나 서양이나 동양이나 팽이버섯을 중요시한다. 이를테면 중의학에서는 팽이버섯이 우울함을 잊게 하는 효과를 지녀 우울증을 치료하고 답답하거나 우울한 기분을 없앤다고 한다. 그리고 일본학자들은 팽이버섯이 뇌를 건강하게 해주는 식품으로 신경에 매우 좋은 작용을 한다고 말한다.

평범하고 흔한 감자에 대해서 살펴보자. 감자에 대한 직관적인 인상은 값이 비싸지 않다는 것이다. 하지만 전분 함량이 높아서 먹으면 쉽게 살이 찌기 때문에 멀리한다. 특히 다이어트 중인 여성은 더더욱 그렇다. 사실 감자는 서양에서는 제2의 빵으로 불릴 정도로 영광을 누리고 있는 식품이다. 영양학적 가치가 아주 높기 때문이다. 심지어 서양의 영양학자들은 지방 100% 전지분유와 감자만 먹어도 우리 몸에 필요한 전체 영양소를 얻을 수 있다고 본다. 우수한 단백질을 다량 함유하고 있는 전지분유를 평범한 감자와 동급으로 취급해도 될까?

위질환을 앓고 있는 사람들이라면 감자를 즐겨 먹는 것이 건강에 유익하다. 감자에는 비타민C가 풍부하기 때문이다. 감자 100그램당 비타민C가 23밀리그램이나 함유되어 있다. 뜨거운 불로 조리해도 괜찮다. 보통 채소에 들어 있는 비타민C는 불로 가열하면 파괴된다. 비타민C는 위점막을 보호해주고 위점막의 저항력을 높여주며 위궤양을 억제한다. 이미 위궤양이 발생했다면 치유를 촉진하는 작용을 한다. 그렇기 때문에 감자는 줄곧 위질환과 십이지장 구부 궤양 치료에 사용되어왔다.

위질환 환자는 소화기능이 약하므로 소화가 잘되는 음식을 먹어야 한다. 감자를 이용한 요리 방법을 하나 소개해보면 다음과 같다.

1. 감자 두 개를 깨끗이 씻은 뒤 물에 넣고 삶는다.
2. 삶은 감자의 껍질을 벗긴 뒤 으깨어 1/2컵의 요구르트가 담긴 컵에 넣는다.
3. 소금과 후추를 넣어 간을 맞추고 잘 저으면 완성이다.

이를 바탕으로 다른 몇 가지 식품을 추가하자. 단백질을 늘리고 싶다면 삶은 계란과 햄을 넣으면 된다. 위에 열이 있는 사람은 배를 조금 넣어도 좋다. 위축성 위염으로 위산 결핍인 사람은 오이식초무침을 넣어도 좋다. 만들기 쉽고 시간이 걸리지 않는 반면 위에 효과가 정말 좋은 음식이다.

만성 위질환 환자가 과일을 먹는 방법

이어서 과일은 어떻게 먹으면 좋을지 얘기해보도록 하자. 필자가 외국에서 오랫동안 생활해서 그런지 식사 전에 샐러드를 먹는 서양인의 이 식사습관이 옳은 것이냐고 필자에게 물어본 사람이 있다. 위질환을 앓고 있는 사람은 융통성을 가져야 한다. 위가 좋지 않은 사람이 식사를 하기 전에 차가운 과일을 먹으면 차가운 기운이 위를 자극하고 심한 경우 가벼운 경련을 일으키기도 한다. 특히 섬유소 함량이 높은 과일이 더더욱 그러하다. 게다가 과일 속에 든 단당류는 복부 팽만감을 일으켜 소화불량을 불러온다. 따라서 위가 좋지 않은 사람은 식사 후에 과일을 먹는 것이 바람직하다.

서양의 식품 배합이나 새로운 프랑스 요리나 동남아 요리를 보면 파인애플을 즐겨 사용한다. 왜 그럴까? 파인애플은 달콤한 맛에 신맛이 곁들어 있다. 향도 좋다. 타액 분비를 증가시켜 식욕을 증진시키는 효과가 있다. 파인애플에는 또 효소가 함유되어 있는데 이 효소는 단백질과 지방을 분해한다. 기름진 음식을 먹으면 누구든지 배가 너무 불러서 속이 불편할 때가 있는데 이때 소금물에 잠깐 담가둔 파인애플을 몇 조각 먹으면 소화를 돕는 데 아주 효과적이다. 이러한 이유로 파인애플은 소화기 질환을 완화시키는 첫 번째 과일로 꼽힌다. 주의해야 할 점은 소금물에 담가두지 않은 파인애플을 바로 먹으면 파인애플 속에 든 효소가 구강 점막과 입술표피를 자극해 따끔거리고 마비되는 증상이 생긴다는 것이다.

계절에 따라 음식을 바꿔라

위질환 환자는 계절의 변화에 따라 음식을 조정해야 한다는 점을 알아야 한다. 같은 음식을 계속해서 먹으면 좋지 않다는 점에 대해서도 유의해야 한다. 중의학에 천인상응(天人相應)이라는 말이 있다. 자연과 기후의 변화가 인체의 활동과 밀접한 관계가 있다고 보는 것이다. 계절에 따라 먹는 음식은 위에 미치는 영향도 다르다. 따라서 위질환 환자는 계절에 따라 음식을 바꿔 먹어야 한다.

봄에는 간의 기운을 기르고 간을 소통시켜야 한다. 이때는 대추, 시금치, 구기자 등을 많이 먹어야 한다. 구기자에 뽕잎을 넣어 끓여서 약차를 만들어 마시면 좋다. 그리고 위의 기운을 기르는 효능이 있는 맥아를 먹는 것도 좋은 방법이다.

여름에는 덥고 습도도 높다. 이때는 향이 있는 약재를 써서 몸속의 습을 없애주는, 방향화습(芳香化濕) 효능이 있는 식품을 먹어야 한다. 대표적인 약재가 동아와 사인이다. 필자의 조부 왕진제는 위만주국의 태의원(太醫院)에 있었을 때 여름에는 태의원에서 청나라 마지막 황제 부의에게 사인을 먹여 비위의 건강을 다스렸다고 아버지에게 알려준 적이 있다.

가을이 되면 날씨가 건조해진다. 위축성 위염이 쉽게 재발하기 때문에 위의 음을 기르는 것을 위주로 해야 한다. 배, 쌀, 올방개,

석곡 등을 함께 다려서 먹으면 좋다.

겨울에는 따뜻한 성질의 음식을 먹어야 한다. 차가운 기운이 비위의 건강을 해치지 못하도록 말이다. 이때는 후추돼지위장탕을 먹으면 좋다. 흰 후추는 위장을 따뜻하고 튼튼하게 하는 효능이 있다. 여기에 진피를 추가하면 항궤양 효과를 높이고 위산 분비를 줄일 수 있다.

위질환 완화의 혈자리

비장과 위장은 제2의 뇌라고 불린다. 다음은 위의 기능을 조절하고 진통 효과가 있는 혈자리다.

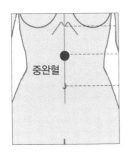

중완혈 • 배꼽에서 정중앙선 4촌, 약 다섯 마디 올라간 지점이다. 각종 위통, 위-식도 역류, 입덧, 구토 및 소화 이상으로 인한 가슴 답답함 등의 증상에 좋다.
치료 효과가 상당히 좋다.

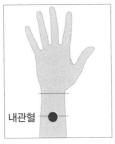

내관혈 • 손바닥을 위로 가도록 편다. 손목에서 팔꿈치 쪽으로 약 손가락 세 마디 올라간 지점(약 2촌), 그러니까 척골과 요골의 사이에 있는 혈자리는 내장류의 질병을 치료한다. 속이 심하게 더부룩하거나 음식을 먹다가 가슴 쪽이 막혀 내려가지 않을 때 내관혈을 한 번 눌러주면 기운이 소통이 되어 바로 뚫린다.

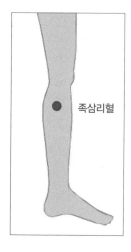
족삼리혈

족삼리혈 • 무릎 아래 바깥쪽에 있는, 무릎에서 손가락 네 마디(약 3촌) 아래의 종아리 경골 외측에 있는 패인 지점이다. 아이가 소화불량, 더부룩함, 위통 등과 같이 위와 장에 관련된 소화기 질환으로 밥을 잘 안 먹을 때 치료가 가능한 혈자리다. 건강해지려면 족삼리혈을 자주 눌러줘야 한다. 면역력 강화와 항바이러스 효과가 있다.

위-식도 역류

➕ 병리와 증상

병리와 증상

위-식도 역류 질환(Gastroesophagegeal Reflux Disease)은 약자로 GERD라고 한다.

음식은 입으로 들어가 식도를 통해 아래로 내려간 뒤 위로 들어간다. 위에 들어가기 직전에 음식은 일방통행의 밸브를 통과하는데, 이 밸브를 하부식도괄약근이라고 한다. 정상적인 경우 음식을 삼킬 때 이 근육 밸브의 입구가 열린다. 음식물이 위에 들어간 뒤에는 근육 밸브의 입구가 닫힌다. 이 근육 밸브가 정상적인 기능을 하지 못하면 위산이 역류된다. 밸브의 비정상적인 개폐는 위속의 음식물과 위산이 역류해 식도로 들어가게 만든다.

식도역류의 초기 증상은 트림이다. 대부분의 경우 무심히 그냥 넘긴다. 다른 전형적인 증상으로는 심장이 타들어가는 듯한 느낌이 있다. 위산이 구강과 인후까지 지속적으로 역류하면 인두염이 유발된다. 왕년의 홍콩 스타 장국영은 생전에 식도역류 때문에 인후에 이상이 생겼다. 인후가 위산의 산성 성분으로 심하게 타들어가 부득이하게 한동안 활동을 접고 쉬어야 했다. 가수 생활과 사업도 영향을 받았다. 병이 심해지면 환자는 음식을 삼킬 때뿐만 아니라 종종 가슴이 타들어가는 듯한 느낌을 받는다. 이 때문에 흔히 인후통 또는 심장병으로 오인되기도 한다. 증상이 심한 경우에는 식도가 위산에 부식되어 궤양이 생겨 출혈이 나기도 한다.

식도역류는 식도궤양을 동반하기도 한다. 출혈이 나는 동시에 식도 하단이 좁아져서 음식을 삼키기가 힘들거나 또는 식도 상피가 위의 원주상피에 의해 암으로 발전한다. 간혹 기침이나 쉰 목소리가 나오거나, 숨이 가빠지는 증상이 나타나기도 한다.

한 연구에 의하면 1주일에 한 번 위가 타는 듯한 느낌이 있거나 위산 역류 등의 증상이 나타나는 사람은 식도선암에 걸릴 확률이 일반 사람보다 여덟 배 가까이 높다고 한다. 장기간 위-식도 역류 증상 때문에 식도가 손상을 입고 염증과 출혈이 생기는 등의 자극이 지속되면서 세포조직에 변화가 일어나 결국에는 식도암으로 변한 것이다.

🔋 치료

현대 의학계에서는 위염을 효과적으로 치료하고 있다. 그런데 치료를 한 이후에 위에 위산이 더 많이 분비돼 식도역류가 일어나는 사례가 증가하고 있다는 연구 결과가 있다. 위산 과다를 치료하는 대부분의 환자에게는 염기성류 약물로 산성을 중화시키는 방법을 사용한다. 단기간에 매우 효과를 볼 수 있는 방법이지만 위세포에 더욱 스트레스를 주어 계속해서 위산이 분비된다. 이렇게 되면 환자는 또 염기성 약물을 더욱더 많이 복용하고 위세포는 위산을 더 많이 분비할 것이다. 갈수록 태산인 악순환이 반복될 뿐이다.

위가 과다한 위산을 만들어내는 이유는 위 기능의 장애로 위산 분비에 이상이 생겼기 때문이다. 염기성 약물로만 치료하려 할 뿐 근본적인 위의 기능을 조절하려 하지 않는다면 문제를 제대로 해결할 수 없다. 산성과 염기성은 끊임없이 균형 경쟁을 벌이고 있다. 결국 마지막에는 위세포가 위축되어 위축성 위염이 일어난다. 이 위축성 위염은 위암의 전조다. 전체 치료에서 가장 중요한 위 기능 조절을 간과했기 때문이다.

치료를 할 때 필자는 간을 소통시키고 위장을 부드럽게 하는 데 특히 신경을 쓴다. 또한 기운을 소통시키고 위를 편안하게 하며 비장을 튼튼하게 할 뿐 아니라 속을 따뜻하게 하고 음의 기운을 기르며 열을 내린다. 이렇게 하면 위선(胃線)의 위액 분비 기능을 개선할 수 있다. 정상 위액의 PH 균형을 유지해 위장 경련의 발생을 감소시키고 위장을 증강하며, 식도와 인후의 점막도 개선할 수 있다. 아울러 대대로 내려오는 침을 놓는 수법을 이용하면 빠른 속도로 신경 근육 작용을 조절할 수 있다. 이렇게 하면 유문과 분문 괄약근의 수축 기능이 개선되면서 밸브의 개폐 기능이 정상적으로 회복된다. 십이지장액과 위액이 아래로 잘 내려가면 이 병은 치유가 가능하다.

왕샤오자이의 위–식도역류 치료기간

다음은 1주일에 두 번 침을 맞는다고 가정하고 한 계산인데 참고하면 좋겠다.

약물 복용 및 침 3–7일:

위산이 과다하게 분비되는 증상이 감소한 것을 느낄 수 있다. 위통(흉골 통증), 신물 역류, 위의 더부룩함, 가슴답답함, 식도와 위가 타는 듯한 느낌이 줄어들기 시작한다. 또한 위와 십이지장의 역연동이 줄어들거나 사라진다. 트림, 딸꾹질, 신트림이 나오는 증상과 목에 이물질이 있는 느낌도 감소되거나 사라진다.

약물 복용 및 침 30일:

점막의 염증이 줄어들거나 사라진다. 위와 십이지장의 역연동이 사라진다. 트림, 딸꾹질, 신트림이 나오는 증상과 목에 이물질이 있는 느낌이 사라진다. 위통(흉골 통증), 신물 역류, 복부 팽만감, 식도와 위가 타는 듯한 느낌이 크게 줄어들거나 사라진다. 식욕이 증가하고, 괄약근의 수축 기능이 회복 중이다. 위액의 역류 현상이 거의 일어나지 않는다.

약물 복용 및 침 45일:

점막 염증이 줄어들거나 사라진다. 위와 십이지장의 역연동이 사라지고, 하부식도괄약근의 수축 기능이 회복 중이다. 위 기능 이상이 개선되며 위와 식도 점막의 재생 및 회복이 촉진되어 면역력이 향상된다. 대부분 환자는 증상이 사라졌고, 일부 환자만 가벼운 증상이 남아있다.

약물 복용 및 침 60일:

식도와 위 점막이 회복 중이다. 위와 십이지장의 역연동을 억제하는 효과가 좋아진다. 하부식도괄약근의 수축 기능이 회복 중이다. 식도와 위 점막의 저항 능력이 증강된다. 병을 일으킨

독소를 없애고 신진대사를 촉진시켜 완전히 치유될 수 있도록 한다.(증상이 심한 환자는 치료 기간이 더 걸릴 수도 있다.)

약물 복용 및 침 90일:

약의 양을 줄인다. 식도와 위 점막이 모두 회복된다. 위와 십이지장의 역연동을 억제하는 효과가 좋아진다. 하부식도괄약근의 수축 기능이 회복된다.

2-4 장 기능 장애

🧳 장 기능 장애란 무엇인가?

현대인의 생활리듬은 빠르다. 사람들은 매일 시끌벅적한 도시에서 명예와 성공을 위해 열심히 달린다. 영원히 끝낼 수 없는 일을, 끝이 없는 일을 하고 있는 것 같다. 이러한 환경에서 수많은 사람들이 장 기능 장애를 겪고 있다. 이와 관련해 옛 선인들은 기분이나 정서, 정신적인 것이 배변에 영향을 준다고 책을 통해 언급하였다. 목극토(木克土)라고 해서 간이 비장을 공격한다는 말로 말이다. 정신적 긴장은 복부 팽만감, 변비, 설사 등을 일으킨다. 어떤 사람은 긴장하면 바로 화장실로 달려가기도 하고, 어떤 사람은 아예 대변을 보러 화장실에 갈 마음도 없다. 또 어떤 사람은 변비와 설사 증상이 교대로 나타나기도 한다. 이러한 예들이 전형적인 장 기능 장애의 증상이다.

🧰 치료

정신적인 요인은 장 기능 장애의 첫 번째 요인이다. 장 기능 장애를 개선하기 위한 선결 조건은 간의 기운을 소통시키고 우울함을 없애는 것, 위를 편안하게 하고 비장을 튼튼하게 하는 것이다. 또한 개인의 차이에 따라 약재의 양 역시 가감한다. 가슴이 답답한 증상이 있거나 쉽게 긴장하는 사람에게는 소요산(逍遙散)에 합환피를 더한다. 잠을 잘못 자거나 꿈을 많이 꾸는 사람에게는 통사요방(痛瀉要方)에 연호색을 더하면 증상이 호전된다.

며칠 동안이나 배변을 하지 못했다면 우선 장 기능을 강화시켜야 한다. 따라서 윤장 통변의 효과가 있는 약재를 소량 더한다. 즉, 윤장환(潤腸丸)에 시호를 넣으면 배변을 쉽게 볼 수 있을 것이다. 뿐만 아니라 기가 울체된 증상도 완화시킬 수 있다.

임상에서는 또한 장 기능 장애 환자들이 치료를 받으러 많이 찾아온다. 대부분은 다른 증상들이 동반된다. 수면의 질이 좋지 않거나 생리 기간이 비정상이다. 심지어 여드름 문제로 치료를 받으러 온 경우도 있다. 상담을 한 뒤 이러한 증상을 가진 사람들은 일종의 정신신경 장애인 장조증을 앓고 있는 사실을 알게 되었다.

20대 초반의 젊은 여성이 계속 늦어지는 생리와 변비, 복통과 여드름 문제로 필자의 병원을 방문했다. 최근 스트레스가 극심하여 가슴이 답답해 잠이 오지 않고 배변도 정상적이지 않으며, 평소에는 복부 팽만감으로 불편해 업무에 지장이 많았다고 했다. 이 여성 환자의 경우 많은 불편한 증상들을 개선하려면 우선 기분, 정신적 상태부터 잡아야 했다. 따라서 우울감을 없애는 한편 신경을 안정시키면서 배변을 볼 수 있게 하는 약재를 사용하였다. 시호서간탕(柴胡舒肝湯)에 산조인과 육종용을 더한 처방을 한 것이다. 두 번째로 병원을 찾아왔을 때 배변 상태가 많이 좋아졌고 여드름도 같이 사라졌다. 이후 생리를 정상적으로 되돌릴 수 있도록 통경활혈 효능의 약재를 썼다. 세 번째로 진료할 때는 생리가 시작되었다고 말했다. 장 기능 장애가 있다고 해서 긴장할 필요가 없다. 긴장과 걱정, 근심을 내려놓으면 위와 장 기능은 정상적인 상태로 돌아오기 마련이다.

다음은 차 대용으로 마실 수 있는 세 가지 음료를 소개하려 한다. 평소에 보건체조와 함께하면 기분이 좋아지고 배변 증상도 개선된다. 설사 또는 배변 시 복통이 동반되는 증상이 호전될 것이다.

장 기능 개선 차

재료: 시호 6그램, 마 18그램, 향부 10그램, 백작약 15그램, 진피 15그램, 감초 6그램. (설사가 있다면 박하잎 10그램, 석

류피 6그램를 넣는다. 복통이 있다면 현호색 15그램을 넣는다.)

만드는 방법
1. 약재를 깨끗이 씻은 뒤 물 1,000cc를 붓는다.
2. 센불에서 끓기 시작하면 약불로 바꿔 15분 정도 더 끓인다.
3. 약재 찌꺼기를 버리고 하루 동안 다 마신다.
효능; 심한 업무 스트레스(또는 과도한 긴장)로 인해 가스가 찰 때, 변비 또는 설사를 할 때 효과가 좋다. 장과 위장의 기능 조절에 도움이 되고 편안한 기분을 유지시켜 준다.

배변에 좋은 체조
1. 왼손을 아래에, 오른손을 위에 서로 겹치도록 얹는다.
2. 겹친 양손 손바닥을 배꼽 위에 놓고 원을 그리듯이 한다. 오른손이 왼손을 따라간다.
3. 10분 동안 이 운동을 반복한다. 자주 하면 장의 유동 운동을 촉진시켜주므로 배변이 수월해진다.

2-5 심혈관 질환

➕ 심장병의 주범은 콜레스테롤이 아니다

임상에서 다음과 같은 상황을 흔히 본다. 콜레스테롤 수치가 높은 환자인데 심장 질환에 걸리지 않는 경우, 반대로 여러 종류의 콜레스테롤 수치가 정상인데 갑작스럽게 심장병이나 뇌졸중으로 사망하는 경우다. 필자에게 기업가인 친구가 있었다. 어느 날 테니스를 치는 도중 허리를 굽혀 공을 줍다가 심장병이 발병하여 탁하는 소리를 내며 바닥에 쓰러진 이후 다시는 일어나지 못했다. 이 기업가 친구가 살아있을 때 받은 콜레스테롤 검사 수치는 항상 정상이었는데 어떻게 이런 일이 일어날 수 있을까?

오래전에 하버드대학의 병리학자 킬머 맥컬리 박사는 "높은 콜레스테롤 수치는 심장질환의 주요 원인이 아니라 두 번째 요인이다"라고 지적했다. 그보다는 혈관벽이 손상되었느냐 아니냐가 더 중요하다. 혈관벽이 손상을 입어 염증이 생겼을 때만 콜레스테롤이 혈관에 붙는다. 콜레스테롤을 낮추면 혈관벽에 콜레스테롤이 붙어 커지는 속도를 늦출 수는 있다. 하지만 이미 손상된 혈관은 어떻게 손을 쓸 수 있는 방법이 없다.

'호모시스테인(Homocysteine)'이 과도하게 높다는 것은 심장병이나 뇌졸중에 걸릴 확률이 높아짐을 암시하는 증상일 수도 있다. 호모시스테인이란 무엇인가? 인체에는 메티오닌이라는 필수아미노산이 있는데, 메티오닌이 대사를 거쳐 호모스시테인으로 변한 뒤 마지막에 다시 대사과정을 거치면 스시테인(Cysteine)으로 바뀌어 체외로 배출된다. 하지만 대사과정에서 문제가 생기면 호모시스테인이 동맥벽에 쌓인다. 이렇게 쌓인 호모시스테인은 동맥벽에 염증뿐만 아니라 콜레스테롤 침착을 유발해 동맥경화, 혈관벽 염증을 일으킨다.

➕ 혈관벽 염증, 3가지 방법으로 심장을 보호하라

아래의 방법들을 통해 혈관벽 염증을 예방하도록 하자. 잘못된 건강관리법, 흡연, 음주, 스트레스, 밤샘, 장기간 우울과 같은 불량 습관과 메트포르민(metformin) 혈당강하제 등과 같은 약물복용은 호모시스테인을 증가시킨다. 따라서 이러한 문제들을 먼저 처리해 보자. 치료방법에 대한 생각을 보다 다각적으로 넓혀야 한다. 콜레스테롤은 물론이고 각종 대사 장애를 더욱 적극적으로 치료해야 한다. 이른바 '하나의 병에 여러 가지 치료방법을 준비하자'는 것으로, 필자가 꾸준히 각종 질환의 치료방법을 연구하는 기본적인 사고의 토대다. 심장에 대해서는 3가지 측면에서 심장을 보호해야 한다.

— 생활습관을 바꿔라

1. 적당한 휴식을 취하고 밤샘을 하지 않는다.
2. 균형적인 식사를 한다.
3. 물을 많이 마시고 채소와 과일을 많이 먹는다.
4. 운동을 적당히 한다.
5. 흡연은 절대 삼간다. 간접흡연도 주의한다.
6. 폭음을 삼간다.
7. 스트레스가 심한 현대인은 스트레스를 푸는 올바른 방법을 찾아야 한다. 자연을 가까이 한다든가 가벼운 음악을 듣는다.
8. 좌선과 정좌 모두 심신을 건강하게 한다.

二 식품 식이요법

비타민B12, B6, 아연, 엽산 등이 함유된 음식을 적당히 섭취하면 혈관 염증이 생길 수 있는 가능성을 낮출 수 있다.

1. 비타민B12이 풍부한 식품: 주로 육류에 많이 들어 있다. 소고기, 돼지고기, 동물의 간, 계란, 치즈, 우유, 통밀, 양파, 현미, 해조류, 스피루리나 등이 있다.

2. 엽산이 풍부한 식품: 동물의 간, 어유(* 물고기에서 짜낸 기름), 계란 노른자, 진한 녹색 채소, 시금치, 당근, 호박, 감자, 바나나, 콩류, 견과류, 통밀, 빵, 효모균 등이 있다.

3. 비타민B6이 풍부한 식품: 동물의 간, 돼지고기, 닭고기, 계란, 대두, 땅콩, 밀맥아, 오징어, 토마토, 곡류, 베리, 바나나, 귀리, 현미, 벌꿀 등이 있다.

4. 아연이 풍부한 식품: 굴, 새우, 돼지고기, 간, 계란, 우유, 콩류, 밀맥아, 호박씨, 맥주효모 등이 있다.

三 의료보건 방법

흐르는 물은 썩지 않고 구르는 돌에는 이끼가 끼지 않는 법이다. 기본적인 건강을 위해서는 원활한 혈액순환이 지속적으로 유지되어야 한다. 우리 몸의 각 기관과 조직이 서로 잘 움직이면서 운행이 되도록 하려면 반드시 라이프 사이클 주기에 따라 청, 보, 조 치료방법을 진행해야 한다. 기와 음을 보하여 경맥을 소통시키는 보기음통맥(補氣陰通脈)은 심장 기능을 향상

시키는 방법으로, 지방과 염증, 담을 없애주는 것이라고 이해
하면 된다. 심장 질환에서의 '조'는 혈액순환 개선과 내분비 조
절을 의미한다. 내분비를 조절해야 하는 이유는 내분비 상태
가 혈액순환에 영향을 미치기 때문이다. 필자가 호주에서 이
이론을 토대로 다년간의 연구를 진행하였는데, 임상실험에서
LDL과 혈관염증 지수(HsCRP,Lp(a),Homocysteine) 개선에 효과
가 있는 것으로 나타났다.

➕ 무시하면 큰 코 다치는 심장질환

심장병 초기에는 대체로 증상이 두드러지지 않는다. 대부분 가
슴 답답함, 복통, 호흡장애, 불면증, 초조함, 허약, 소화불량 등의
증상이 나타나는데 바쁘고 과다한 업무로 쌓인 피로 때문에 일어
난다고 착각해서 그냥 지나치는 경우가 많다. 이러한 증상이 심
장병 초기 징조라고는 생각조차 못한다. 발견했을 때는 이미 쓰
러지고 난 후다.

장기 불면증, 심장병과 사망 확률을 증가시킨다

2011년 미국 심장학회(American Heart Association)의 학술지
〈Circulation〉에 실린 한 연구결과에 따르면, 수면 장애를 앓고

있는 사람의 심장병 발작 위험성이 가장 높다. 불면증으로 고생하는 사람이 심장병을 일으킬 확률은 보통 사람보다 27~45% 높은 것으로 나타났다.

장기간 수면이 부족하면 성격이 나빠질 뿐만 아니라 심장의 기능에도 크게 영향을 받는다. 심박수가 빨라지고 심장박동 리듬에 이상 변화가 나타난다. 불면증 문제는 절대 과소평가해서는 안 되며, 가능한 빨리 전문적인 수면 장애 치료를 받아야 한다.

심근경색 징조는 생명의 신호다

계단을 오르내리거나 빨리 걷기를 할 때 또는 무거운 물건을 옮길 때 가슴에 중압감이 느껴져 숨을 제대로 쉴 수 없는 사람이 있다. 증상이 심하지 않을 때는 잠시 쉬면 좋아지기 때문에 크게 신경을 쓰지 않는다. 하지만 이 정도라면 당신의 혈관은 50% 이상 막혔을 가능성이 높다. 혈관이 막힌 상태가 심하면 조금만 움직여도 심근경색이 발생한다.

가슴에 압박감이 심하거나 또는 이 느낌이 어깨, 아래턱, 팔로 옮겨 가는 것은 급성 심근경색이 있으리라는 징조다. 연세가 있는 어르신이라면 가슴 통증은 나타나지 않고 복통, 구역질, 구토와 같은 증상이 나타날 가능성이 높다. 이런 증상이 나타나면 바로 병원으로 달려가 치료를 받아야 한다. 절대 주저하거나 지체

해서는 안 된다.

3高 환자는 심장병 고위험군이다

한 연구결과에 따르면, 혈압이 높을수록 관상동맥 질환에 걸릴 확률이 2.5~4배 증가한다고 한다. 고혈압 환자는 심장, 뇌, 눈, 신장의 혈관벽이 점점 손상되기 때문에 다른 심장병 질환과 마찬가지로 합병증에 걸릴 확률이 높다.

고혈당이 혈관벽에 미치는 영향 또한 매우 뚜렷하다. 한 연구에 따르면 당뇨병을 앓고 있는 남성 환자가 관상동맥 질환에 걸릴 위험이 일반 남성에 비해 두 배나 높은 것으로 나타났다. 당뇨병 여성 환자의 경우는 일반 여성보다 네 배 이상 높은 것으로 나타났다. 혈중 당분이 혈관세포를 손상시켜 조직을 망가트리기 때문이다. 이뿐만 아니라 당뇨병 환자가 고혈압, 고지혈증과 같은 합병증을 같이 앓고 있다면 동맥경화와 심장병에 걸릴 위험이 더욱 높다.

앞에서 심장병이 일어나는 이유가 콜레스테롤 때문만은 아니라고 했지만 고콜레스테롤(특히 LDL 수치)은 혈관벽에 손상을 일으키기 마련이다. '고지혈증'은 관상동맥 질환을 일으키는 주된 요인 중의 하나로, LDL이 혈관벽에 쌓이면 염증 반응을 일으켜 동맥이 막힌다. 심장 관상동맥에서는 협심증 또는 심근경색을 일으키며 뇌혈관에서는 뇌경색을 일으킨다. 현대인들은 기름지고 칼로리가 높은 음식을 즐겨먹는 반면, 일로 바쁘고 시간적 여유가 없어 운동을 거의 하지 않는다. 이 때문에 본태성 고혈압 환자의 수가 늘어나고 있는 추세다. 특히 가족 중에 유전적 요인으로 고혈압 환자가 있는 사람은 더욱 적극적으로 혈중 지방을 관리해야 효과적으로 심혈관 질환 및 그로 인한 합병증 확률을 낮출 수 있다.

➕ 활혈화어의 조상 처방

심혈관 질환은 활혈화어(活血化瘀) 위주로 치료를 한다. 활혈화어는 혈의 흐름을 활발하게 하여 어혈을 풀어주는 약물을 이용하는 치료방법이다. 몸속의 어혈 때문에 생긴 여러 증상을 없애는 것이다. 실제 임상에서 다음과 같은 치료방법이 효과가 매우 뛰어나다고 밝혀졌다. 활혈화어 치료방법을 단독으로 이용하거나 또는 활혈화어에 열독을 없애는 청열해독(淸熱解毒), 차가운 기운을 없애는 온경산한(溫經散寒), 기를 통하게 하는 이기행체(利氣行滯), 혈을 보하고 음을 기르는 보혈양음(補血養陰), 방향성 약을 써서 막힌 곳을 열어주는 방향개규(芳香開竅) 등의 방법을 더하여 응급 상황에서 좋은 효과를 보았다.

서양의학에서는 활혈화어가 혈액과 순환계통에 비교적 큰 영향을 미친다고 본다. 이를테면 혈소판의 응집 기능을 억제하여 항응고 작용과 섬용 활성을 증강시킨다. 혈전이 형성되는 것을 예방하고 혈전 용해 작용을 촉진한다. 혈액의 흐름과 혈액의 점도를 개선할 뿐만 아니라 심근수축력 증가, 심장박동 완화, 체내의 산소부족 상태를 개선하며, 심근 산소 소모량도 감소시킨다. 관상동맥과 뇌동맥을 확장해 항죽상동맥경화 작용을 함으로써 미소순환을 개선한다.

집안에서 내려오는 처방이 있는데 소합환(蘇合丸)을 배합하여 환자를 치료할 때 이용했더니 효과가 좋았다.

처방전

황기 30그램, 옥죽 30그램, 계지 15그램, 적작약 15그램, 백작약 15그램, 당삼 20그램, 서양삼 5그램, 백자인 15그램, 자감초 10그램, 산조인 8개, 단삼 30그램, 단향 10그램, 산사 15그램, 현호색 15그램, 과루 15그램, 해백 15그램, 해부석 10그램, 죽력 15그램, 석창포 15그램, 울금 15그램, 삼칠분 3그램(끓인 약물에 탄다)

증상에 따라 약을 가감한다.

이 처방도 마찬가지로 청, 보, 조 방법에 맞추었다. 황기, 계지, 당삼, 백자인, 옥죽, 적작약, 백작약, 서양삼, 자감초, 산조인로 기와 음을 함께 보함으로써 양기를 따뜻하게 하고 약해진 맥을 되살린다. 단삼, 단향, 산사, 현호색, 삼칠로 조합함으로써 기혈을 조절하고 어혈을 풀어 혈을 잘 돌게 한다. 기의 흐름이 혈의 흐름도 원활하게 해주어 심근의 혈액공급을 개선한다. 여기서 청은 담을 없애고 막힌 것을 뚫어주는 것으로, 과루, 해백, 해부석, 죽력, 석창포, 울금을 사용하였다.

이 처방은 심혈관의 혈액순환 장애를 치료하고, 심전도 ST단계의 혈액 부족 예방 및 치료에 효과적이다. 오랫동안 앉아서 근무하는, 가슴 답답함을 호소하는 직장인이나 동맥경화 및 죽상동맥경화증이 있는 사람들에게 좋다. 증상에 따라 약을 가감하도록 주의한다.

2-6 뇌졸중 후유증

➕ 뇌졸중 후유증의 재활 치료

뇌졸중 후유증 치료에 중요한 세 가지가 있는데 첫째는 약물치료고, 둘째는 경직성 마비, 셋째는 운동이다.

위의 세 가지 방법은 각각의 어려움이 있지만 치료 효과 여부는 어려움을 어떻게 극복하느냐에 달려 있다.

➕ 강력한 '혈액-뇌 장벽'(또는 '혈액-뇌 관문')

약물치료를 통해 뇌졸중 환자의 혈액-뇌 장벽(blood-brain barrier)을 뚫어야 한다.

사람의 뇌는 두피, 두개골, 뇌수막의 삼단 구조로 외부의 물리적 충격으로부터 보호를 받는다. 이외에도 매우 중요한 혈액-뇌 장벽'이 있는데 외부로부터의 화학적 손상을 방지하는 자가보호 시스템이다. 혈액-뇌 장벽은 혈액과 뇌 사이에 형성되어 있는 장벽으로, 성상세포와 혈관 내피세포로 이루어져 있으며 방어기능을 갖추고 있다. 이 장벽은 해를 끼치거나 과다한 물질이 있으면 뇌 밖으로 내보내 뇌 안의 환경을 안정되게 유지시켜 준다. 혈액-뇌 장벽은 중추신경 외벽에 둘러쳐진 일종의 방어선과 같아서 외부의 이물질(약물 및 건강보조식품)이 뇌 안으로 침투하는 것을 막아주는 보호체라고 보면 된다.

사람은 세 살 전후에 혈액-뇌 장벽이 기본적으로 완성된다. 따라서 세 살이 지난 아이의 지능을 높이기 위해 두뇌 발달에 좋은 약을 먹이는 일은 큰 의미가 없다. '인생은 세 살에 결정된다'는 옛말이 있는 이유가 있다. 뇌세포가 더 이상 자라지 않기 때문에 혈액-뇌 장벽의 존재는 뇌 보호가 주된 역할이다.

그리고 혈액-뇌 장벽은 좋은 점과 나쁜 점을 모두 가지고 있다. 뇌조직에 손상을 입은 뇌질환 환자는 약물 치료나 정맥주사 치료가 힘들다. 약물 성분이 혈액-뇌 장벽을 뚫고 들어갈 수가 없으니 뇌를 치료할 수가 없는 것이다. 대표적인 예가 파킨슨병이다. 뇌 속의 도파민이 부족해서 생기는 병인데 도파민을 약물로 만들어 환자에게 복용하게 해도 혈액-뇌 장벽을 뚫고 들어가지 못하기 때문에 치료가 어려울 수밖에 없다. 뇌출혈, 뇌혈전으로 인한 뇌손상의 후유증(마비, 실어증) 또는 뇌수축, 소아마비 등 난치성 뇌질환이 치료가 힘든 이유는 혈액-뇌 장벽을 통과할 수 있는 방법이 없기 때문이다.

하지만 무너지지 않을 것 같았던 베를린 장벽도 무너졌다. 혈액-뇌 장벽도 통과할 수 있는 방법이 발견되었다. 전통의학에 대한 현대 약리학 연구, 식품영양학의 지용성 연구, 생물학의 끊임없는 새로운 발견(SVCT2 운반체는 중추신경계통에 바로 들어갈 수 있다는 연구결과) 등의 연구결과가 뇌혈관 질환 후유증 치료에 밝은 서광이 되고 있다. 한편 치료과정에서 '건강은 환경을 기초로 한다'는 기본적 마인드를 관철해야 한다.

🩹 이완성 마비 VS 경직성 마비

뇌졸중 후유증 환자의 반신불수는 근육에 마비현상이 온 것으로 '경직성 마비'와 유사하다. 어깨와 팔꿈치에 통증이 심해 재활 훈련이 불가능하다. 반면 이완성 마비는 재활훈련이 가능하다. 그러므로 반드시 마비가 온 쪽의 근긴장도를 낮추어 경직성 마비를 이완성 마비로 바꾼 뒤에 재활 훈련을 실시해야 한다.

경직성 마비는 중추신경성 마비며 상운동신경원성 마비 또는 경련성 마비라고 부르기도 한다. 경직성 마비는 대뇌피질 운동령의 추체세포 및 그것이 내보내는 신경섬유(피질척수로: 추체로)가 손상되어 생긴다. 상운동신경원이 손상되어 하운동신경원에 대한 억제조절 작용이 상실됨으로써 척수 반사의 수의적 운동 기능이 저하되거나 상실되는 것이다. 임상의 주요 표현으로는 근긴장도가 높아지고, 건반사 항진으로 병리적 반사가 나타나 강직성 마비처럼 보인다.

이완성 마비는 말초신경성 마비며, 하운동신경원성 마비라고 부르기도 한다. 이완성 마비는 척수전각세포 및 뇌간의 운동신경핵 및 그것이 내보내는 신경섬유(척수신경, 뇌신경)가 손상되어 생기는 마비다. 하운동신경원이 손상되면 그것이 지배하는 근육이 충동흥분을 얻지 못하는데, 임상에서는 근긴장도 저하, 반사 감퇴 및 상실로 나타나며 근육수축이 동반되기도 한다. 단 병리적 반사는 나타나지 않는다.

경직성 마비와 이완성 마비는 뇌–신경 손상에서 다른 점이 있다. 혈액–뇌 장벽을 통과한 후의 약물치료와 재활훈련도 접근하는 방법이 다르다. 따라서 이러한 점에 유의해 반드시 구분해야 한다.

🔋 올바른 재활훈련

뇌졸중 환자의 하지 재활훈련을 진행할 때 많이 걷게 해야 할까, 아니면 적게 걷게 해야 할까? 그보다 중요한 점은 우선 걷는 방법이 정확한지 관찰하는 것이다.

후유증 때문에 환자는 걸을 때 중심이 항상 건강한 쪽으로 쏠리는 경향이 있다. 이런 식으로 재활훈련이 지속되는 경우 많이 걸을수록 건강한 쪽의 다리만 훈련이 되고 마비가 온 쪽의 다리는 더욱더 강직된다. 결과적으로 말하면 재활에 좋지 않다. 하지 훈련을 할 때는 최대한 마비 증상이 가중되지 않도록 중심을 잡는 데 신경을 써야 한다. 걷는 훈련이 결코 쉽지 않겠지만 중간에 쉬지 않고 계속 걸어야 한다. 태극권까지 함께하면 더욱 효과가 좋다. 대뇌와 신경 간의 민감도를 유지하기 위해 재활훈련을 게을리하지 말고 꾸준히 해야 한다.

🔋 용뇌의 장점

뇌졸중 후유증의 재활 치료에 용뇌를 사용하기를 특별히 권장한다.

용뇌는 빙편이라고 부르기도 하는데 방향성이 있는 약재를 사용해 막힌 곳을 뚫어 정신을 맑게 하는 방향개규약이다. 용뇌는 단독으로 사용할 때는 관상동맥 혈류량 증가, 심장박동 리듬 완화, 심근 산소 소모량 감소 등의 다양한 약리적 효능이 있다. 또한 흥분한 중추신경을 진정시키고 뇌를 깨우는 두 가지 효과가 동시에 일어난다. 이밖에 항염, 항균, 진통 효과도 있다. 이보다 더욱 중요한 것은 예로부터 주요 약보다는 도와주는 기능으로써 용뇌를 사용해 왔다는 점이다. 《본초연의》에서는 '단독으로 사용하면 힘이 약하고 도와주는 효과가 뛰어나다. 그리고 처방에서 가장 주된 작용을 하는 약을 잘 이끈다'고 용뇌에 대해 설명하고 있다. 이 사실은 이미 현대의학 및 약학 연구에 의해 밝혀진 바 있다.

일찍이 고대 문헌에는 용뇌가 어떤 약재가 혈액-뇌 장벽을 통과할 수 있도록 촉진시키는 작용을 한다고 기록되어 있다. 또한 용뇌는 막힌 곳을 뚫어주는 효과가 있는 대표적인 약재로, 다른 약재가 함께 머리로 올라갈 수 있도록 돕는다. 과학자들이 연구한 내용을 살펴보면 다음과 같다.

1. 용뇌를 폴리에틸렌글리콜 400에 용해시켜 쥐에게 투여한 뒤 체내의 분포 과정을 연구
2. 용뇌와 니모디핀을 혼합한 뒤, 쥐 체내의 니모디핀 동력학에 대한 영향 및 니모디핀의 뇌빈혈에 대한 보호 작용을 관찰

3. 클린다마이신(Clindamycin)이 쥐의 혈액-뇌 장벽을 뚫는 효과에 대한 용뇌의 촉진 작용에 관해 연구, 용뇌의 사용량에 따라 클린다마이신이 쥐의 혈액-뇌 장벽에 미치는 영향, 용뇌 투여 후 시간대에 따른 약물의 농도 분석을 통해 뇌조직에 대해 클린다마이신의 농도가 영향을 미치는 것임을 확정
4. 용뇌와 아만타딘 염산염을 합용한 후 체내 약물동태학 과정의 변화 연구를 통해 용뇌의 아마타민 염산염 투과 작용에 대한 분석
5. 구연산펜타닐을 투여해 구연산펜타닐의 혈액-뇌 장벽 통과에 용뇌가 미치는 영향 연구
6. 각종 약물에 따른 혈액-뇌 장벽 투과 효과 및 작용에 있어서의 용뇌 효능 연구

　이와 같이 많은 학자들의 오랜 연구 끝에 과학에 미치는 용뇌의 효능이 계속 입증되었다. 용뇌는 뇌졸중 환자의 후유증을 치료하는 데 우선적으로 생각해야 할 약이다.

2-7 당뇨병

➕ **살찐 정도가 당뇨병 판단의 유일한 기준은 아니다**

많은 사람들이 자신은 뚱뚱하지 않은데 왜 당뇨병에 걸렸는지 의문을 가질 것이다. 예를 하나 들어보자. 2년 전 한 미용실에서 전체 직원에게 건강검진을 받게 하였다. 예상치 못한 결과로 모두가 놀랐다. 이 미용실에서 일하는 직원들의 평균 나이는 26세로 매우 젊은 편이었다. 대부분 직원들이 날씬했지만 평균 혈당치는 무려 200으로, 이 수치는 50대가 되어야 나타난다. 미용실에서 요청한 전문가들이 직원들의 건강검진 결과에 대해 분석한 결과 혈당수치가 이렇게 높게 나온 이유는 식사습관 때문이었다. 휴게실의 냉장고는 직원들이 사다 놓은 빵과 주스 등으로 채워져 있었다. 정해진 식사시간이 따로 없어서 직원들은 손님이 적은 틈을 타 식사를 했다. 하루 동안 섭취한 칼로리는 그다지 높지 않았지만 짧은 시간에 다량의 당분을 섭취하니 혈당이 급속도로 상승한 것이었다. 이런 식습관은 당뇨병에 걸릴 위험을 높인다.

130만 명의 건강보고서를 근거로 다양한 직업군의 일하는 방식과 병에 걸리기 쉬운 생활습관병과의 상관관계에 관한 연구를 진행하였다. 시스템 프로그래머나 은행원 등 장시간 컴퓨터를 사용하는 직업군은 고혈압에 걸릴 확률이 비교적 높다. 장시간 컴퓨터 앞에 앉아 있는 사람은 신체활동의 신경이 계속 자극을 받고 있는 상태에 있어 혈압이 자연스럽게 올라가 내려오지 않는다. 이것이 지속된다면 동맥경화의 위험이 따른다.

🔒 병리

당뇨병은 치료가 힘든 만성질환 중의 하나다. 당뇨병 환자는 음식을 먹고 혈당을 조절해야 하는 일에 특히 유의해야 한다. 병이 심하든 심하지 않든, 유형이 무엇이든, 합병증이 있든 없든, 약물 치료를 하고 있든 아니든 간에, 당뇨병 환자는 식습관 원칙과 기본적인 식이요법을 엄격하게 따라야 한다. 식사량을 조절하고 식이요법을 활용하여, 적극적으로 당뇨병을 예방하고 치료하려면 어떻게 해야 좋은지 아래의 방법을 참고하도록 하자.

1. 칼로리를 절제하라

먼저 1일 총칼로리 제한을 강조하고 이상적인 체중 또는 표준 체중을 유지할 수 있도록 해야 한다. 그렇다고 해서 단식으로 체중감량과 혈당수치 감소에만 치중해서는 안 된다. 그러면 신체 기능이 더욱 약해지고 당뇨병 합병증이 쉽게 유발될 수 있기 때문이다. 당뇨병에 걸리면 굶어죽는다는 말처럼 될 수도 있다. 하지만 과체중이거나 비만인 경우 반드시 적당히 칼로리 섭취를 줄여야 치료가 가능하다.

2. 합리적인 영양을 섭취하라

당뇨병 환자가 섭취하는 주요 3대 영양소(지방, 단백질, 탄수화물)의 비율이 적절해야 한다. 그렇지 않으면 간의 활동에 좋지 않다. 평균 총칼로리는 지방 30%(25~35%), 단백질 15%(10~20%), 탄수화물 55~60%다. 단백질을 과다섭취하면 당뇨병에 좋지 않을 뿐만 아니라 당뇨병성 신장질환에도 쉽게 걸린다.

3. 지방과 콜레스테롤 섭취를 제한하라

미국에서는 당뇨병 환자의 1일 지방섭취량을 1일 총칼로리의 30%를 넘지 않도록 제한하고 있다. 또한 불포화지방산 위주로 섭취할 것을 권장하고, 1일 콜레스테롤량을 300밀리그램

이하로 제한하고 있다. 당뇨병 환자는 계란노른자, 버터, 갑각류, 동물 내장(특히 심장, 콩팥, 간, 장, 뇌)과 같은 콜레스테롤이 높은 식품을 피해야 한다. 소, 돼지, 양기름은 포화지방산을 많이 함유하고 있으므로 적게 먹고, 식물성, 견과류, 가금류에 든 불포화지방산을 선택적으로 섭취해야 한다.

4. 나트륨 섭취를 제한하라

소금의 과다섭취를 피해야 한다. 소금 섭취가 과다하면 고혈압을 앓기 쉽다. 미국 심장병학회에서는 나트륨 섭취를 1일 3그램 이하로 권장하고 있다. 고혈압이 있는 경우 나트륨 섭취를 1일 2그램 미만으로 한다. 당뇨병 환자, 특히 당뇨병성 고혈압을 앓고 있는 환자는 나트륨 섭취량을 더욱 엄격하게 제한해야 한다.

5. 당분 흡수가 쉬운 식품을 삼가라

자당, 벌꿀, 각종 사탕, 단맛 위주의 디저트, 과자, 아이스크림, 소프트 음료 등과 같은 음식은 체내 흡수가 빨라 혈당이 쉽게 최고치로 오르기 때문에 당뇨병 환자에게 이롭지 않다.

6. 고섬유질 식품을 많이 섭취하라

콩류, 뿌리채소, 녹색채소, 곡류(쌀, 보리, 밀, 귀리, 옥수수), 과일 등과 같은 식품에 함유된 섬유소가 당의 흡수 속도를 늦추고 인슐린의 민감성을 증가시켜 고혈당 개선에 큰 효과가 있다.

7. 소량으로 여러 번 먹어라

소량으로 먹는 횟수를 늘리면 식사 후의 혈당 최고치를 낮출 수 있어 혈당 억제에 매우 효과적이다. 단순 약물로 혈당 조절을 하는 데 효과가 좋지 않은 사람은 여러 번 나누어 식사를 하면 바로 증세가 호전된다.

8. 폭음을 피해라

폭음은 건강에 매우 나쁘다. 여러 계통, 여러 기관의 손상을 일으키고 알코올성 간질환을 유발하기도 한다. 주로 간 기능 손상, 지방간, 간경화, 간암, 출혈 등으로 나타난다. 소화불량, 위염, 위출혈, 알코올성 췌장염, 췌장 괴사 등을 일으키기도 한다. 알코올은 또 신경계통을 손상시키며, 말초신경계통의 손상은 말초신경염을 일으켜 사지가 마비되거나 걸을 때 힘이 빠지는 등의 증상이 나타난다. 중추신경계통에서는 주로 대뇌에 대한 손상이 일어나는데, 알코올성 뇌병변을 일으켜 기억력이 감

퇴하거나 치매 등의 증상이 나타난다. 현재 발병률이 높은 당
뇨병을 유발하는, 당뇨병 환자의 최대 적수인 폭음이 우리 몸
에 미치는 영향은 크게 세 가지로 나눠볼 수 있다.

🔋 폭음은 당뇨병의 최대의 적이다

1. 당대사에 미치는 영향

간은 인체의 중요한 소화기관으로 포도당 농도를 정상으로 끌
어올린다. 혈액으로 들어온 포도당의 농도가 올라가면 간은
포도당을 글리코겐으로 합성하여 저장한다. 혈당 농도가 내려
가면 글리코겐에서 포도당으로 분해해 혈액으로 투입한다. 혈
당 수준을 안정적으로 유지하기 위해서다. 한 실험 연구결과
에 따르면 알코올(에탄올)과 그 대사산물 아세트알데히드가 글
리코겐 대사에 영향을 미치는 것으로 나타났다. 따라서 폭음
은 당대사를 비정상적으로 만들어 당뇨병을 유발한다.

2. 췌장 손상

폭음은 랑게르한스섬을 파괴시켜 췌장의 기능을 망가트린다.
인슐린이 절대적으로 또는 상대적으로 부족하여 2형 당뇨병

이 되기도 한다.

3. 췌장의 신호 루트에 미치는 영향
인슐린이 작용을 하려면 특이성 신호통로에 의존해야 한다. 인슐린 신호가 세포 안으로 전해지면 인슐린의 영양에 대한 저장 조절이 가능해진다. 그러나 폭음은 이 신호통로의 여러 부분에 영향을 미쳐 인슐린이 정상적인 기능을 할 수 없도록 만든다.

치료

당뇨병이 현대 질병 가운데 두 번째로 무서운 병이라고 말하는 사람도 있다. 생명의 위험성이 암 다음으로 크기 때문이다. 건강에 좋지 않은 음식을 많이 먹고 운동을 하지 않으면 쉽게 당뇨병에 걸린다는 사실은 이제 일반적인 의학상식이 되었다. 어린 시절에 우울증을 경험한 사람이 성인이 되면 당뇨병에 걸릴 수도 있다는 연구결과가 나왔다.

암도 그렇고 당뇨병도 그렇고, 이러한 병은 모두 옛날부터 있었다. 단지 사망률이 높은지 낮은지, 사망률에 관한 통계가 없었을 뿐이다. 당나라 때의 고서에는 소변에 단맛의 성분이 들어 있다

는 내용이 기록되어 있다. 그보다 더 이른 한나라 때의 명의 장중
경은 당뇨병과 유사한 병에 대한 기록을 남겼는데 소갈(消渴)이라
고 명명하였다. 왜 그 당시에는 '당뇨병'이라고 부르지 않고 당뇨
병과 유사하다고 하였을까? 많은 현대인들은 옛날의 '삼소(三消)'
또는 '삼갈(三渴)'이 상소(上消), 중소(中消), 하소(下消)로 표현되
는 것이라고 생각하고 있다. 현대에서 말하는 당뇨병이라는 것이
다. 하지만 이 말은 절반은 맞고 절반은 틀린 말이다.

한나라 명의 장중경은 소갈을 다음과 같이 표현했다. '물을 한
말이나 마시면 소변도 한 말이나 나온다.' 물을 많이 마시고 소변
양이 많다고 하니 현대의 당뇨병 증상 삼다(三多) 중 두 가지가 해
당한다. 당뇨병의 주요 세 가지 증상은 물을 많이 마시고, 음식을
많이 먹고, 소변 양이 많은 것이다. 중국의 고대 의학에서 말하는
삼소와 비슷하다. 현대 의학에서 말하는 당뇨병은 고대의 삼소,
소갈과 꽤 유사한 듯하다. 하지만 옛날의 소갈은 현재 말하는 당
뇨병이 아닐 수도 있다. 실제로 임상에서 수많은 당뇨병 환자가
완벽하게 삼다 증상을 보이지는 않는다.

당뇨병은 단것을 많이 먹어서 걸릴까?

20세기 초에 당뇨병과 췌장 활동이 관계가 있다는 점이 발견됐
다. 당시 췌장 절제 수술을 받은 환자를 관찰하면서 한 의사는 환

자의 혈액과 소변에 당분이 많다는 점을 발견했다. 환자의 소변을 모아놓은 곳과 환자의 속옷을 기어가는 개미를 발견한 뒤 소변 검사를 통해 소변에 당분이 있다는 사실을 안 것이다.

대부분 당뇨병 환자는 자신이 당분을 너무 많이 먹어서 병에 걸렸다고 착각을 한다. 꼭 그런 것만은 아니다. 혈당이 증가하는 원인은 수없이 많다. 긴장하거나 날이 추울 때, 또는 술을 마실 때, 성장호르몬(GH)이 뇌하수체에서 과다하게 분비될 때, 그리고 그밖에 많은 다른 원인들도 혈당을 증가시킨다.

만약에 고혈당 환자가 찾아왔을 때 의사가 혈당을 낮추는 약 또는 인슐린 주사를 잘못 처방한다면 더욱 큰 위험을 초래할 수 있다. 다음과 같은 사례가 있다. 어릴 때 혈당과다 진단을 받으면서 바로 당뇨병 환자가 되어버린 경우다. 그 환자는 진단을 받은 날부터 혈당강하제를 복용했고 30~40대가 된 지금도 계속해서 혈당강하제를 복용하고 있다. 약을 끊지 못하기 때문이 아니다. 그 환자는 키가 아주 컸다. 필자가 판단컨대, 그 환자는 어렸을 때 성장호르몬이 과다하게 분비되었을 것이다. 성장호르몬의 과다 분비로 인한 혈당 증가로 판단된다. 당시 이 환자를 진료한 의사가 진단을 잘못한 것이다. 오로지 인슐린으로 혈당을 낮추다 보니 결국에는 랑게르한스섬이 활동을 멈추고 인슐린을 분비하지 않아 어쩔 수 없이 영원히 주사와 혈당 강하제에 의존할 수밖에 없게 되었다.

또 다른 사례도 있다. 이번에는 혈당과 혈압이 모두 높은 환자의 경우다. 이 환자는 손가락이 길고 두터웠으며 손가락 끝이 네모처럼 변해 있었다. 얼굴의 아래턱도 직사각형 모양이었다. '말단비대증'이다. 전형적인 성장호르몬 과다분비 증상으로 뇌하수체 종양일 가능성이 커서 CT촬영을 권유하였고, 그 결과는 내 예상과 적중했다.

여러분도 날이 춥거나 긴장을 많이 했을 때, 또는 술을 마셨을 때 소변 양이 특이 많아진다는 사실을 알고 있을 것이다. 아드레날린이 과다하게 분비되었기 때문이다. 아드레날린은 뇌하수체 후엽에서 ADH 분비를 감소시켜 소변량의 증가를 유발한다. 자세히 살펴보면 아드레날린은 글리코겐을 포도당으로 분해해 혈액으로 들어가게 하는 기제를 발동시킨다. 그리고 ADH는 세뇨관의 재흡수 작용을 저지하는데, 이때 혈당이 올라간다. 만약 이때 혈액검사를 받으면 당뇨병으로 오진할 가능성이 매우 높다. 당뇨병으로 진단을 내린 이상 현대의 의사와 환자는 인슐린 주사를 당연히 놓아야 한다고 여긴다. 병에 걸린 환자에게 주사를 놓는 것은 정상적인 행위다. 하지만 병에 걸리지도 않았는데 인슐린을 잘못 놓으면 한평생 주사를 맞고 살아야 할지도 모른다. 정말 이렇게 된다면 너무 억울하지 않을까?

그렇다면 혈당이 높다는 사실을 알았을 때 어떻게 해야 할까? 단 음식을 너무 많이 먹어서인지, 너무 긴장을 해서인지, 아드레날린 계통의 약물을 사용해서인지, 날씨가 너무 추워서인지, 술을 많이 마셔서인지, 운동량이 부족해서인지 등등 원인을 충분히 살펴보아야 한다. 운동을 해야 한다면 하고, 술을 끊어야 한다면 끊고, 긴장한 상태라면 긴장을 풀고, 추우면 옷을 두껍게 입으면 된다. 간단하다. 혈중의 당분이 높다면 그 당분을 세포 속으로 들어가게 만들어 활동을 해서 연소시키면 당분은 저절로 줄어든다. 단순히 음식량과 당분 섭취만을 줄여서는 안 된다. 그리고 인슐린만 사용할 것을 고집해서도 안 된다.

인슐린은 혈당을 낮추는 작용만 한다. 하지만 혈당을 낮출 수 있는 요소는 인슐린만이 아니다. 세포 표면에 당분 진입을 저지하는 요소가 생기면 혈중의 당분이 쌓인다. 인슐린의 작용으로 세포 속으로 들어간 당분은 세포를 연소시켜 에너지를 만든다. 인슐린은 혈중 당분을 낮출 수는 있지만 당분을 모든 세포 속으로 보낼 수는 없다. 그렇다면 혈액 속의 남아 있는 당분은 어디로 갈까? 지방세포에 축적된다! 인슐린을 사용하는 환자들은 얼굴의 아래쪽과 배 아래쪽에 살집이 많고 발 끝부분도 퉁퉁하다. 마치 부어오른 외견이다. 그리고 살찐 것처럼 보이는 부분과 부어오른 곳은 감각이 무디다.

세포 속으로 들어가지 못한 당분은 결국 지방세포 속에 쌓인다. 최근 외모에 관심이 많은 사람들이 인슐린이 다이어트 효과가 있다고 생각하는 것 같다. 하지만 뚱뚱해서는 안 되는 부분이 살찐다는 것을 알아야 한다. 우리 몸에서 스스로 만들어내는 인슐린은 혈액 속의 당분을 글리코겐으로 변환해 근육조직과 간에 저장한다. 혈당의 일부분은 소화기관을 통하여 흡수된 것(포도당)이며, 일부분은 근육과 간에 저장된 글리코겐이 분해된 것이다. 현재 인슐린 주사액 방식은 이런 혈중의 포도당을 지방조직에 저장한다. 좀 이상하지 않은가?

당뇨병 처방과 식이요법 방안

당뇨병 치료를 위해서는 영양이 필요하다는 점을 알았다. 그러니 음식을 지나치게 가려 먹지 말아야 한다. 그럼 당뇨병을 예방하려면 어떤 음식을 먹어야 할까? 산사, 맥아, 볶은 보리, 잡곡을 먹는 것이 좋다. 오전에 먹은 따뜻한 성질의 음식은 비장을 보한다.

산사는 혈관을 부드럽게 한다. 혈액점도가 높으면 당뇨병성 합병증이 일어나기 쉽고, 영양물질을 운반하는 통로가 막히면 당뇨병이 발생할 가능성이 더 높아진다. 혈액순환에 장애가 생기면 일부 혈관 내에 혈전이 형성되어 혈액이 부근의 다른 혈관을 통해 흘러간다. 의학에서는 측부순환(Collateral circulation)이라고 하는

데, 그러면 이들 혈관이 늘어난다. 산사를 먹으면 혈관이 부드러워지며 탄력 또한 높아지고 혈관이 늘어나기 때문에 원활한 혈액순환이 보장된다. 이렇게 되면 혈액 속의 당분은 순조롭게 간과 근육세포 속에 운반되어 저장되기 때문에, 혈당이 낮아져 당뇨병이 예방된다. 이뿐만 아니라 혈액순환이 잘되면 고혈압도 예방할 수 있다.

식사 후 작은 컵으로 한 잔 마시는 사과식초는 혈관을 부드럽게 해주고 간의 독소배출과 간 기능 개선에도 효과가 뛰어나다. 간의 당분을 저장하는 능력이 향상되면 당뇨병이 발생할 확률이 낮아진다. 시간적으로 볼 때 오전에 어떻게 먹느냐가 당뇨병의 예방과 치료에 영향을 미친다. 당뇨병의 발생은 췌장과 관련이 있다. 서양의학에서 말하는 췌장은 중의학의 비장에 해당하는데, 비장은 오전에 활동을 한다. 오장육부 이론으로 보자면 오전에 비장을 보해야 한다. 따뜻하고 건조한 음식을 먹으면 비장의 기능이 충분한 활동을 할 수 있다. 그리고 오전이 양기가 점차 커지는 시간임을 고려할 때 소고기, 양고기를 먹으면 몸에 충분한 영양을 주어 당뇨병의 예방과 치료에 도움이 된다.

이어서 먹는 순서에도 신경을 써야 한다. 채소, 당분이 적은 과일, 해조류를 먼저 먹기를 권장한다. 메밀, 밀기울과 같은 잡곡을 먹는 것이 좋은데 특히 메밀을 권장한다. 메밀은 청열, 해독, 윤조의 효과가 있으며 다량의 식이섬유가 함유되어 있다. 장의 흡수 과정이 매우 천천히 진행되기 때문에 혈당이 한 번에 갑자기 오르는 것을 예방할 수 있어 안정된 혈당 유지에 도움이 된다. 또 독소배출에도 좋다. 식사 후 사과식초 작은 한 컵을 마시고 오전과 점심에는 볶은 보리차를 마셔보도록 하자. 최근 약리연구에 따르면 보리차를 자주 마실 경우 혈당이 낮아져 당뇨병 예방과 치료에 효과가 좋다고 한다. 이밖에 볶은 산사처럼 볶은 보리와 보리차 역시 소화를 돕는다. 생보리차를 마시지 않고 왜 볶은 보리차를 마셔야 하는지 궁금할 것이다. 보리를 노랗게 볶으면 첫째, 비위를 보하는 성질을 따라 중초의 기능이 좋아지고 둘째, 몸 전체로 뻗으려는 승발 성질이 없어진다. 당뇨병은 약을 쓸 때 주의해야 할 점이 있다. 승발 작용이 과다한 약재를 사용하지 않도록 하는 것이다.

채소, 굵은 섬유소, 탄수화물 순서로 먹으면 혈당수치 안정에 도움이 된다. 산사를 먹거나 식사 후에 사과식초를 작은 컵으로 한 컵 먹는 것도 혈관을 부드럽게 하기 때문에 당뇨병 합병증을 예방할 수 있다. 볶은 보리와 보리차 역시 소화를 돕는다.

당뇨병 처방
필자의 당뇨병 치료법은 시간대에 따라 처방을 달리하는 것이다. 그리고 환자에게 하루 세 끼 식사를 다섯 끼로 나누어 먹기를 권한다.

아침과 점심 식사 후의 처방은 다음과 같다.

창출 15그램, 마 20그램, 맥아(볶은 것) 15그램, 황기 30그램, 부자 10그램, 모려 15그램, 우슬 30그램, 황정 30그램, 여지핵 15그램, 은시호 10그램

증상에 따라 약을 가감한다.

서양의학에서는 창출의 프로테오글리칸 성분과 황기의 황기다당은 간 글리코겐의 변성을 억제하고, 우슬은 간의 글리코겐 합성 작용을 촉진시키며, 부자와 모려는 근육세포막의 인슐린 수용체에 작용한다고 본다.

저녁식사 후 30분 뒤에 먹어야 하는 약의 처방은 다음과 같다.

갈근 45그램, 지골피 15그램, 황련 8그램, 두충 20그램, 대황 10그램, 과루 15그램, 산사 15그램, 조구등 20그램, 지모 15그램, 산수유 15그램

증상에 따라 약을 가감한다.

이 처방은 청, 보, 조를 활용하여 고질병, 고치기 힘든 병을 치료하는 생각의 고리를 보여준다. 황련과 대황은 혈당 과다로 인한 독소 침전을 없애 혈액순환 합병증을 예방하고 치료한다. 산사는 혈관을 부드럽게 한다. 갈근은 혈당을 낮추고 양기를 끌어올리며, 과루와 협동으로 폐의 기를 아래로 내려가게 한다. 조구등과 산수유는 신진대사를 조절하는데 당분이 인체에 충분히 이용될 수 있도록 한다.

의사생활을 할 때 환자에게 통합 치료방안을 만들어 준 적이 있다. 큰 사이클과 작은 사이클을 활용한 처방이었다. 사계절을 기준으로 하고 기후에 따라 음식과 약을 달리하였다. 저녁 식사 후에는 우엉차를 마신다. 우엉차에는 당류 흡수를 억제하는 수용성 섬유가 다량으로 함유되어 있으며 알루미늄, 아연 등 인슐린 합

성에 필수적인 원소도 들어 있다. 오전과 오후에는 볶은 보리차를 마신다.

현재의 당뇨병 치료에는 잘못된 점이 하나 있다. 맹목적으로 인슐린 분비를 촉진시키는 방법을 쓴다는 점이다. 당뇨병 환자의 90%가 제2형 당뇨병이다. 당뇨병은 인슐린의 절대적 부족과 상대적 부족으로 인한, 두 가지 유형이 있다.

인슐린의 절대적 부족현상은 췌장 기능의 저하에 의한 것이므로 인슐린 분비를 촉진시키는 방법이 바람직하다. 하지만 인슐린의 상대적 부족현상에는 이 방법이 100% 맞다고 할 수 없다. 인슐린의 상대적 부족현상은 췌장의 기능 저하로 인한 것이 아니기 때문이다. 췌장은 정상적으로 활동하는데 환자가 과식을 하거나 체내의 당분 저장 기능이 부족(고도비만이거나 운동을 싫어하는 사람)해서 그런 것이다. 표면적으로 췌장 기능이 가짜로 저하되는 가짜 현상이 나타난다. 이때 인슐린의 분비를 촉진하는 방법을 사용하는 것은 전속으로 달리는 말에 채찍을 가하는 것과 같다. 더 빨리 달리라고 할수록 췌장을 힘들게 해 췌장의 기능을 감퇴시켜 병세를 더 악화시킬 뿐이다. 인슐린의 상대적 부족현상을 치료하는 바른 방법은 운동을 많이 하고 과식하지 않는 것이다. 인위적인 인슐린 보충에 관한 의학계의 생각에는 맹점이 있다. 의학계에는 두 가지 관점이 있다. 하나는 빨리 인슐린을 보충해서 피로해진 췌장이 휴식을 취할 수 있도록 해야 한다는 관점이다. 다른 하나는 인위적으로 인슐린을 보충하면 췌장 기능 대상성 감퇴를 불러온다는, 용불용설 관점이다. 이 두 관점은 모두 가설일 뿐이다.

필자는 임상 경험에 의거해 인슐린을 즉시 쓰지 않아야 한다고 개인적으로 생각한다. 용불용설은 생물의 근본 법칙이다. 물론 인슐린은 사람의 생명을 구하는 데 세운 공로가 크다. 하지만 관념을 바로잡아야 한다. 인슐린이 주사하기가 번거롭고 힘들다는 생각을 하지 않고 가장 편한 방법이라고 여기는 사람들이 있다. 그런데 인슐린에 완전히 의존하면 후환이 막대하다. 우리 몸에서 췌장의 인슐린 분비는 수시로 혈당수치를 계산하는 대뇌의 지휘와 통제하에 조절된다. 하지만 인슐린 주사는 이 시스템을 파괴해 우리 몸이 필요로 하는 인슐린의 함량이 초과되거나 반대로 미달되는 상태를 불러일으켜서, 혈당이 갑작스럽게 오르락내리락하는 상황을 초래할 수 있다. 현재 인공 인슐린을 연구 중이라는 소식을 접했는데, 언젠가는 의학이 이 문제를 극복할 수 있는 날이 찾아올 것으로 기대한다.

➕ 당뇨병 음식 조절에 대한 반성

당뇨병은 현재 인슐린 의존형과 인슐린 비의존형으로 나뉜다.

인슐린 의존형은 스스로 인슐린을 만들어내지 못하는 상황이고, 인슐린 비의존형은 인슐린이 절대적으로 또는 상대적으로 부족한 상황이라고 이해하면 된다.

타이완대학 부속병원의 의사 셰런즈가 작성한 당뇨병 제1형과 제2형 통계 보고서를 본 적이 있다. 중국인이 제1형 당뇨병에 걸리는 경우는 적은 반면, 제2형 당뇨병에 걸리는 경우는 95%나 되었다. 지금부터 제2형 당뇨병에 관한 최근의 건강관리에 대해 논의해 보고자 한다. 제2형 당뇨병 중 인슐린이 상대적으로 부족한 현상에서 나타나기 쉬운 잘못된 점은, 원래 회복이 가능한 일부 당뇨병 환자가 평생 약을 먹고 주사를 맞아야 하는 완치될 가능성이 없는 지옥 생활로 끌어들여지고 심한 경우에는 당뇨병성 합병증까지 유발된다는 점이다.

당뇨병 환자는 굶어 죽는다는 말을 들어본 적이 있는가? 과학기술 분야의 한 임원이 있었다. 그의 업무는 고되고 힘들었다. 맛있는 것을 좋아하고 체형이 뚱뚱한 이 환자는 어느 날 당뇨병 진단을 받고, 혈당강하제 복용과 철저하게 음식을 가려 먹어야 하는 치료과정을 시작하였다. 하루가 지나고 1년이 지나, 결국 뼈만 앙상하게 남았다. 그후에도 몇 년 동안 계속해서 혈당강하제 약을 바꾸거나 양을 늘려야만 했다. 인슐린으로 인해 결국은 여러 합병증까지 생겼다.

굶으라는 처방은 당뇨병 완치라는 선물을 주지 않는다. 당뇨병 환자들이 정상적인 생활공간으로 돌아올 수 있도록 하는 방법은 건강한 생활습관이다. 필자가 추구하는 바도 그렇고 그동안 연구한 바도 그렇다. 음식 조절, 혈당 조절, 당뇨병 완치, 이 세 가지 사이에는 복잡하고도 대립적인 것이 숨어 있다. 오랜 시간의 노력과 연구를 거쳐 성공적인 경험과 실패의 교훈이 쌓였다. 미국에서 당뇨병으로 최고 권위를 지닌 한 학술회는 연차총회에서 현재 당뇨병에 대한 치료방법이나 생각에 관해 반성해야 한다고 수차례 제기한 바 있다.

세계적으로 최고 권위를 자랑하는 의학 잡지 〈아메리칸 저널 오브 클리니컬 뉴트리션〉(American Journal of Clinical Nutrition)에 이탈리아와 미국 의학자들의 연구논문이 다수 발표되었는데, 그중에는 당뇨병 환자들이 음식 조절을 과하게 하는 경우 당뇨병 치료 및 당뇨병성 합병증 예방에 도움이 되지 않는다는 내용도 있었다.

당뇨병은 혈당이 높은 증상을 보이긴 하나, 혈당이 높은 것은 당의 잘못이 아니다. 당은 우리 몸에 이로운 존재다. 체내에 흡수된 영양소는 당으로 변환돼 각종 활동에 필요한 에너지원을 만들어야 한다. 즉, 이 과정의 시작점이 바로 당이다. 잘못은 당이 아니라 당분이 적당하게 저장되지 못한 데 있다. 당은 돈과 비슷하다. 돈이 나쁜 것은 결코 아니다. 우리는 돈을 필요로 해서 어떻게든 돈을 조금이라도 더 벌려고 한다. 남자는 돈이 생기면 나쁘게 변한다는 말이 있는데, 이는 그 사람의 도덕적 수양과 자기절제력이 부족하기 때문이다. 돈을 제대로 쓸 수 있는 능력과 방식에 문제가 있지 돈에는 잘못이 없다는 말이다. 이 돈이 자선사업으로 불우한 이웃을 돕는 데 쓰인다면 훌륭한 일이 아니겠는가? 당도 마찬가지다. 당분을 저장하는 '은행'이 우리 몸이라면, 당뇨병은 우리 몸의 당분 저장 능력에 문제가 발생할 때 당분이 소변을 통해 쉽게 배출되어 걸리는 것이다. 이처럼 당뇨병의 근본적인 원인은 우리 몸의 기능에 문제가 발생했기 때문이지, 당분이 많은 음식을 많이 먹어서가 아닐 수도 있다는 말이다. 당뇨병에 걸렸다고 해서 영양물질과 당분의 섭취를 줄여서는 안 된다. 각종 신체 활동으로 당분이 필요한데 제대로 공급이 되지 않으면 저장되어 있던 당분을 조금씩 다 쓸 때까지 써버린다. 이렇게 되면 당뇨병 환자는 정말로 굶어 죽는다.

근본적으로 말하자면 당뇨병은 신체 기능에 문제가 생겨서 나타나는 것이므로 기능의 회복에 초점을 맞추어야 한다. 과식과 과음을 하는 사람, 많이 뚱뚱한 사람은 절제를 해야 한다. 혈당이 높다고 해서 과식, 과음을 했다고 볼 수는 없다. 인슐린의 상대적 부족현상의 원인은 음식과 관련이 없다.

🔋 서양의학의 당뇨병 분류와 중의학의 변증

서양의학에서는 활혈화어 치료에 단계를 나누어 변증에 따라 치료를 한다. 현대 중의학의 약리연구 성과에 따른 치료 및 식이요법 등으로 당뇨병성 신장 질환에 변증 치료를 진행하여, 현재 중의학에서 신장 질환 치료의 좋은 점과 부족한 점을 지적하였다.

중의학에서는 활혈화어가 중요하다

당뇨병은 중의학에서 소갈병의 범주에 속하다. 《황제내경》에서는 당뇨병을 3기로 구분하였는데, 1기는 '비단(痺脾)'(당뇨병 전기와 유사함), 2기는 '소갈(消渴)'(당뇨병 발병기), 3기는 '소소(消宵)'(당뇨병성 합병증 시기)라고 한다. 이 구분은 후대의 상소, 중소, 하소 단계 구분에 영향을 미쳤다. '상소'는 폐가 건조하여 목이 마르고 물을 많이 마시는 것이 주요 증상이고, '중소'는 위에 열이 차서 많이 먹어도 자꾸만 배고픈 것이 주요 증상이며, '하소'는 신장의 기운이 허하여 소변을 자주 보는 것이 주요 증상이다. 다음은 임상에서 자주 접하는 치료법과 결합하여 얘기하고자 한다. 소갈병 환자는 음이 허하고 화(火)가 많으며, 진액이 부족하므로 혈액의 점도가 높고 혈액순환이 순조롭지 못해 어(瘀)가 생기는데, 이를 음허혈체(陰虛血滯)라고 한다. 기는 혈을 통솔하며, 혈은 기의 어머니다. 기는 혈을 운반하고 혈은 기를 대동한다. 음혈이 크게 허하면 기는 의지할 데가 없어 기허가 된다. 기허가 되어 혈을 운반할 수 있는 힘이 없으면 어(瘀)가 생기는데, 이를 기허탁류(氣虛濁留)라고 한다. 당뇨병은 고치기 힘들며, 오랫동안 병을 앓고 있는 경우에는 혈액순환장애를 일으키기도 한다.

변증에 따른 치료방법에서 첫 번째는 활혈화어를 중심으로 기를 보하는 방법이다. 소갈병을 치료할 때 혈어 증상을 보이고 신장의 기운까지 허한 환자에게 사용한다. 이 부류에 속하는 환자의 적혈구 응집력 PGE2 능력이 좋아지고 변형 능력이 감소하며 산소해리곡선(oxygen dissociation curve)이 P50 이하다. 혈소판 응집능력이 증가하고 혈소판 PGE2 유사물질이 증가한다. 그리고 혈장 및 전체 혈액의 점도가 증가하고 혈액응고가 강화되며 섬유소 용해 능력이 저하된다.

자료에 따르면 흔히 사용하는 활혈화어 처방에 기를 보하는 황기, 백출 등을 넣었더니 미소순환이 개선되고 혈류량이 증가하며 섬유조직이 부드러워지고 혈액유변학적(hemorheology) 이상 증상이 개선되었다. 두 번째는 보기(補氣)를 위주로 뭉친 혈어를 풀어주는 방법이다. 소갈병을 치료할 때 기허 위주에 혈어 증상이 있는 환자에게 사용한다. 이 부류에 속하는 환자에게는 혈액학 이상 증상이 뚜렷하게 나타나지 않는다. 저항력이 저하되고 피로와 무기력감이 있으며, 심장이 뛰고 호흡이 가쁘거나 땀이 많이 나고 감기에 잘 걸리는 특징이 있다. 기는 정미(精微) 물질에 의해서 만들어진다. 소갈병 환자는 음식을 먹어도 기와 혈을 만들어 낼 수 없고 대부분 소변으로 배출되기 때문에 기를 생성할 수 있는 기반을 잃어버리게 된다. 이 과정이 오랫동안 지속되면 기가 허해진다. 이때는 기를 보하는 방법을 위주로 하고 활혈 효과가 있는 약재를 적당히 사용한다. 현대의학 연구에 의하면 활혈화어는 신장 면역성 염증 반응을 억제하고 단백뇨 감소에 대해 신장 질환 병변의 회복을 촉진시켜 신장 기능을 개선하여 당뇨병 치료에 긍정적인 작용을 하는 것으로 밝혀졌다.

➕ 서양의 분류에 따른 중의학적 변증 치료

일부 학자들은 당뇨병의 중의학 변증과 서양의학의 단계 분류가 밀접한 관계가 있다고 보며, 당뇨병의 서양의학적 단계 분류에 따라 변증치료를 주장하기도 한다. 서양의학의 유형 분류를 참고하여 다음과 같이 당뇨병을 초기, 중기, 말기 3단계로 구분하였다.

초기(신장 기능 이상)

당뇨병성 신장질환은 당뇨병의 만성 미소순환 합병증 가운데 하나로, 환자가 사망에 이르는 주된 요인 중의 하나다. 초기에는 간과 신장을 보하고 기혈을 보강해야 한다.

처방은 다음과 같다.

생지황, 현삼, 산수유, 태자삼, 갈근, 맥문동, 단삼, 귀전우, 우슬을 사용한다.

비장과 신장의 양기가 모두 허한 유형은 비장과 신장의 기운을 보하는 것을 중심으로 기혈을 북돋아 주는 방법을 쓴다. 이에 대한 처방으로는 황기, 당삼, 저령, 복령, 단삼, 모과, 생지황, 갈근, 음양곽, 택사, 택란, 맥문동, 당귀를 사용한다.

중기(신장 기능 감퇴)

중기에는 신장이 허약하고 간장과 비장이 크게 허하다. 정기가 부족하고 혈체가 심하며 경맥이 막혀 기혈이 제대로 운행을 하지 못한다. 이때는 기를 북돋고 혈을 돌게 하며 신장을 따뜻하게 하고 음을 길러야 한다. 그리고 비장을 튼튼하게 하고 습을 없애며 막힌 경맥을 뚫어주어야 한다. 이때는 황정, 계혈등, 단삼, 구기자, 모과, 창출, 의이인, 진교, 진피, 반하 등을 이용한다.

말기(요독증기)

말기에는 수종이 심하고 구심, 구토, 복부팽만이 나타나며 식사량이 감소한다. 이 단계에는 장부의 기능이 쇠퇴하고 음양기혈 모두가 허하다. 탁한 독소가 중초를 막고 있어 이를 먼저 해결해야 한다. 치료방법은 위를 편안하게 하여 탁함을 없애고 혈을 돌게 하여 소변이 잘 나오게 하는 방법을 중심으로, 기를 움직이게 하고 비장을 튼튼하게 해야 한다. 이때는 환자의 식욕을 돋우어 단백질 합성을 촉진시켜 잃어버린 단백질을 보충해야 한다.

태자삼, 당귀, 백출, 황기, 당삼, 여정자, 한련초, 동충하초, 사삼, 맥문동, 오미자 등으로 허해진 기운을 북돋우고, 숙대황, 망초, 부자, 저령, 천궁, 단삼을 사용해 탁함을 없앤다. 비장을 보하는 데는 사인과 복령 등을 쓴다. 얼굴이 창백하고 입술에 핏기가 없는 혈허증에는 생황기, 당귀, 구기자, 숙지황을 사용한다.

➕ 현대 중의약 약리 연구에 따른 치료

황기는 맛이 달고 성질이 따뜻하며 폐의 경락에 들어간다. 《본경》에는 '허함을 보한다. 기를 보하고 양을 올리며, 소변을 잘 돌게 하여 부종을 없애고 신장의 정을 굳건하게 한다'라고 되어 있다. 약리 연구에 따르면 황기에는 사포닌, 다당류, 플라본, 리놀레산, 리놀렌산, 미량원소가 주로 함유되어 있다. 황기는 당뇨병 초기에 신장 혈류의 동역학적 이상 문제를 부분적으로 개선하고, 당뇨병 예방 효과도 있다. 당귀는 단맛, 매운맛, 쓴맛이 나며 성질이 따뜻하다. 혈 속의 기운을 돋우는 약재로 혈액순환에 좋고, 생리불순, 진통 효과가 있다. 주요 성분은 휘발성 기름과 비휘발성 성분으로 나뉘며, 현재까지 수십 가지에 이르는 성분이 발견되었다. 당귀는 부위에 따라 약효가 다르다. 당귀두는 뭉친 어혈을 풀고, 당귀신은 혈을 기르며, 당귀미는 혈을 돌게 한다. 당귀 뿌리 전체는 혈을 기르고 잘 돌게 한다. 실험 연구를 통해, 당귀에서 휘발성 성분의 함량이 가장 많은 부분이 당귀미며, 두 번째는 당귀신이고 당귀두가 가장 적은 것으로 드러났다. 당귀미는 당귀두보다 열한 개나 많은 것으로 나타났다. 혈을 돌게 하는 약리 활성을 가진 페룰산 함량 역시 당귀미가 가장 높았고 당귀두가 가장 낮았는데, 무려 20배나 차이가 났다. 당귀미의 활혈 작용은 높은 페룰산 함량과 관계가 있는 것으로 보인다. 항혈소판 응집과 혈전형성 작용을 하며 혈액 전체 및 혈장의 점도를 낮추어 혈액유변학 이상 증상을 개선한다. 이외에 대황에 관한 연구는 이미 분자 단계에 접어들었으며, 특히 혈관활성인수, 성장인수, 세포인수의 관여작용에 돌파구가 되어줄 것으로 기대한다. 이밖에 관목통, 방기, 반묘, 뇌공등, 오공, 벌독, 익모초 등과 같이 신장에 독성 작용을 일으키는 약재는 사용하지 않도록 주의해야 한다.

당뇨병성 신장질환은 식이요법이 매우 중요하다. 소금, 물, 단백질을 제한해야 한다. 하지만 저염식 식사는 환자의 식욕을 감소시킬 수도 있다. 영양물질의 보충은 환자에게 매우 중요하다. 신장 기능이 쇠퇴한 환자는 1일 3그램 가량의 소금을 먹을 수 있다. 무염간장도 먹을 수 있어 식욕을 보증한다. 우량 단백질(닭, 생선, 육고기, 계란, 우유)를 선택해서 먹는 것이 좋은데 1일 40그램 이상을 섭취해야 한다. 대략 하루에 계란 1~2개, 우유 1컵, 살코기 50그램, 생선 50그램 정도 된다. 음식을 못 먹게 하는 것은 절대 좋지 않으며, 영양상태가 좋지 않아 요단백이 감소한다면 잘못된 것이다.

과학자들의 분석에 따르면 저단백 음식은 당뇨병성 신장 질환 환자의 치료 개선이 미비한 것으로 밝혀졌다. 저단백 음식은 당대사 지표(당화 헤모글로빈) 수준을 낮출 수는 있으나 제1형, 제2형 당뇨병성 신장 질환 개선에는 효과가 없는 것으로 나타났다.

그리고 환자의 영양 상태도 나빠졌다. 이 연구결과는 이미 미국 임상 영양학회 영양학자들에 의해 입증되었다.

여기에서 필자가 소개, 추천하고자 하는 약선 요리의 방법은 다음과 같다. 돼지 췌장 1-2개, 마, 황기, 옥수수염 각 30그램, 검실 20그램 끓여서 먹는 것인데 혈당과 요단백 수치를 낮추는 데 어느 정도 효과를 볼 수 있다.

현대 의학에서는 당뇨병성 신장 질환이 대상 기능 이상, 단백질의 비효소당화, 고혈압, 혈관활성물질의 변화 등 여러 요인에 의해 발생한다고 본다. 이러한 다양한 요인으로 인해 사구체 모세혈관의 기저막이 두꺼워지고 기질이 증가하여 사구체 경화증이 발생하고 결국에는 신장 기능 쇠퇴로 이어진다. 중의학의 변증치료에서는 여러 연결 고리를 통해 혈당, 혈압을 통제하는 것을 기초로 하여 당뇨병 예방 및 치료의 수준을 향상시킨다. 그리고 중의학의 변증, 단계 구분, 유형 구분, 증상에 따른 약재의 적절한 가감은 하나의 처방만을 고수하는 서양의학과는 다르다. 안전성도 높고 부작용이 적으며 장기간의 응용 치료에 적합하다. 현재 임상에서는 음식을 절제하고 혈당과 혈압, 지방을 낮추는 것을 기본으로, 여기에 중의약 중심의 당뇨병성 신장 질환 치료에 좋은 효과를 보았다. 이미 크고 작은 임상 관찰과 실험연구 결과가 중의학의 당뇨병 치료에 효과가 있음을 말해주고 있다. 하지만 치료의 대부분이 여전히 임상 관찰에 머무르고 있고 치료효과의 판단이 엄격하지 못해 다소 비과학적이다. 실험설계도 '이중맹검 위약대조 연구가' 부족해 반복성이 낮다. 앞으로 무작위 이중맹검 위약대조 방식 등의 원칙에 따라 과학적 연구설계에 의한 약재의 약리 실험을 진행해야 할 것이다. 주로 동물 실험, 기관, 세포 등에서 중복적으로 실험을 해야 한다. 중의학 변증 치료 후의 경험적 처방은 분자, 수용체, 표적 작용점 단계에서 밝혀야 하고, 중의학의 당뇨병 치료에 대한 심층적 기제를 더욱 객관적으로 이해해야 할 것이다.

🧰 당뇨병 식이요법 방법

당뇨병에 관한 식이요법은 상당히 많다. 돼지 췌장, 우엉, 마, 옥수수수염, 백출, 토복령, 생지황, 오미자, 황기, 인삼, 천화분 등은 모두 당뇨병 치료에 자주 쓰이는 약이다. 가장 인기 있는 당뇨병 치료를 위한 탕은 옥수수수염돼지췌장탕이다. 많이 먹으면 쉽게 질리고 효과 또한 점차 감소한다. 따라서 여러 종류의 탕과 채소를 바꾸어가며 먹는 것이 더 효과적이다.

구아바 차

구아바의 열매와 잎은 혈당을 낮춰주기 때문에 당뇨병 환자에게 매우 좋다. 시중에 파는 구아바 잎차와 말린 구아바는 모두 간편하게 차로 마실 수 있으며 당뇨병 예방과 치료에 도움이 된다.

재료:

말린 구아바 15그램

만드는 법:

말린 구아바를 주전자에 넣고 뜨거운 물에 한 번 씻어낸다. 뜨거운 물을 부어 7분 정도 끓인 뒤에 마시면 된다. 여러 번 우려 마셔도 된다.

다이어트 마죽

당뇨병 환자에게 이상적인 식품인 마는 비만 또는 심혈관 질환을 앓고 있는 환자에게도 좋다. 마에 함유된 점액단백질은 심혈관 계통의 지방 침전을 예방하고 혈관의 탄력을 유지해줄 뿐만 아니라 피하지방의 침전을 줄여 혈당을 낮춘다. 아울러 혈액순환 개선의 기능과 소화능력 개선 효과까지 있다.

재료:

 마, 사삼, 살코기, 찹쌀,

만드는 방법:

마의 껍질을 벗겨 큼지막하게 자른다. 사삼은 물에 담가두고, 살코기는 길고 가늘게 썬다. 씻은 찹쌀과 함께 걸쭉하게 될 때까지 끓여서 적당한 양을 먹으면 된다.

주의사항:

마는 점액질이 많아서 만지고 나서 가려움증이 나타나는 사람들이 간혹 있으므로 마를 손질하기 전에 고무장갑을 끼는 것이 좋다.

호박토마토죽

호박과 토마토에 캐슈너트를 조금 넣어서 천천히 끓인다.

재료:

호박 500그램, 토마토 3개, 캐슈너트 2개, 진피 1개, 생강 2조각

만드는 방법:

호박의 껍질을 깎아 적당한 크기로 자른다. 토마토도 적당한 크기로 자른다. 재료를 전부 냄비에 넣고 물 8컵을 부어 1시간 정도 끓인다. 4~5그릇 분량이 될 때까지 끓인 뒤 건더기와

국물을 함께 먹는다.

구기자차

구기자는 당뇨병에 좋은 식품 중의 하나다. 구기자차를 만드는 방법은 매우 간단하다.

재료:

구기자 10그램

만드는 방법:

구기자를 물 300밀리그램에 넣고 약불에서 천천히 2~3분 정도 끓인다. 식사를 하기 전에 식혀둔 구기자차를 마시고, 여러 번 우려내어 차 대용으로 마신다. 하루에 4~5컵 정도 마시고 잠자기 전에 구기자를 차와 함께 씹어 먹는다.

2-8 통풍

통풍은 음식 조절을 잘 하는 것이 최고의 치료방법이라고 말한다. 하지만 음식 조절만으로 통풍을 치료하는 것은 근본 원인을 치료하지 못한다. 치료방법은 균형 잡힌 식사와 모든 독소를 배출할 수 있는 통로를 열고, 전면적인 의료 건강관리를 해야 한다. 청, 보, 조 방법으로 건강 사이클을 회복하면 통풍을 치료할 수 있다.

한 어르신이 오랫동안 통풍을 앓아왔다. 십수 년간 반 강요에 의해 엄격하게 음식조절만 해온 것이었다.

보통 퓨린 함량이 낮은 우유, 계란, 빵만을 먹었다. 하지만 여전히 통풍을 나아지지 않았고 계속 양약을 복용했다. 이 어르신에게 간, 비장, 신장의 기능을 치료하는 방법으로 풍을 없애고 경맥을 소통시키는 거풍활락(祛風活絡), 간의 열을 내리고 비장을 튼튼하게 하는 청간건비(淸肝健脾), 탁한 기운과 습을 없애는 이습

화탁(利濕化濁), 간과 비장을 보하는 보간비신(補肝脾腎)의 방법에 건강 사이클 치료를 시작했다. 통풍 환자의 활동량이 점점 증가했고 땀으로 독소배출을 촉진시켰다. 3개월이 지난 뒤 점차 증상이 회복되면서 정상적인 식사가 가능해졌다. 이 환자의 경우는 필자가 만난 비교적 특수한 상황이어서 소개하고자 하였다. 음식 조절에만 의존하는 통풍 치료는 본말이 전도된 것으로 문제를 해결하기 힘들다.

🔋 병리

통풍(gout)은 퓨린 대사 기능 이상으로 혈액 중의 요산이 장기적으로 늘어난 병이다. 통풍 발생의 주된 요인은 높은 요산이다. 정상적인 상황이라면 체내 요산은 약 1,200밀리그램으로, 1일 새로 생성되는 양이 약 600밀리그램이고 동시에 600밀리그램이 배출되어 평형상태가 된다. 혈액 중 요산 농도는 일반적으로 90-420umol/L이지만 체내에 만들어진 요산이 과다되었을 때 제때 배출되지 못하거나 요산 배출 시스템이 퇴화되면 체내의 요산이 많이 남아 있게(420umol/L 이상) 된다. 이때 통풍이 찾아온다. 높은 요산수치와 요산 배출 장애가 주요 원인이라는 것이 의학계의 공식된 의견이다.

체내의 요산은 퓨린 함량이 높은 식품 대사 후 발생하는 요산이 약 20%이고 체내에서 만들어지는 요산은 약 80%이다. 청, 보, 조 사이클을 이용한 통합적 건강관리를 해보자. 80%는 체내 자동 생산되는 요산에 관심을 갖고, 20%는 음식에 관심을 두면 100% 요산을 물리치는 완벽한 효과를 거둘 수 있다.

요산은 체내에서 어떻게 만들어지는 것일까? 인체 기관은 세포로 구성되어 있고, 세포는 단백질, 핵산(DNA와 RNA) 등으로 구성되어 있다. 세포 속의 DNA와 RNA 기본 구성단위는 뉴클레오타이드이다. 세포의 생성과 사망은 핵산 DNA와 RNA의 신진대사를 포함한다. 이 대사 과정에서 뉴클레오타이드가 분해되어 퓨린류 화합물이 생성되고, 퓨린은 효소의 작용을 거쳐 요산을 만든다. 즉, 요산은 퓨린 대사의 최종 산물이다. 세포의 이 사이클에 문제가 생기면 다시 말해 세포가 망가지고 독소(어떤 약물의 부작용 포함)의 상해, 세포 안팎 보충 양분과 대사 쓰레기 때문에 고장이 나면 많은 세포들이 죽는다. 이밖에 퓨린이 효소의 촉매 작용 하에서 요산으로 변하는 반응은 간에서 진행된다. 요산 대사와 간의 대사 기능은 밀접한 관계가 있다. 간 대사가 비정상적으로 이루어지면 요산 합성효소가 늘어난다. 즉, 요산이 과다 생성된다. 독소배출의 통로 큰 사이클 역시 병변 과정에서 연대 장애를 일으킨다. 요산염이 신장에 쌓여 신장 기능의 손상을 유발하고, 요산

배출 장애가 요산 수치를 높게 만드는 대표적인 예이다. 이로써 치료가 어려운 질병들의 악순환이 만들어진다.

🔒 청, 보, 조 건강 사이클

필자의 치료 원칙은 청, 보, 조를 통합하는 것이다. 독소배출을 하려면 모든 독소배출 통로를 열어야 한다. 신장만 소변을 통해 요산을 내보내는 것이 아니라 대변, 땀 등에도 요산을 배출하는 기능이 있다. 운동도 마찬가지로 혈액순환을 개선하고, 물을 많이 마시게 되면 배뇨량도 늘고 기분도 좋아지며 수면의 질도 좋아진다. 나쁜 생활습관을 고치는 것이다. 독소를 멀리 하는 것은 간의 건강에 이롭다. 이 모든 것이 독소배출에 도움이 된다.

필자 역시 통풍 환자가 음식에 관심을 가져야 한다는 생각에는 동의한다. 하지만 지나치지 않았으면 좋겠다. 통풍 치료는 청, 보, 조 치료 사이클을 중간에 끊이지 않고 진행하는 것이 바람직하다. 그리고 비장과 위를 튼튼하게 하고 간 기능이 회복되려면 단백질이 필요하다. 단백질은 위에서 바로 체내로 흡수되는 것이 아니라 위에서 여러 종류의 소화효소의 작용을 거쳐 고분자 단백질을 저분자의 폴리펩티드 또는 아미노산으로 분해된 뒤 소장에서 흡수되어 간문정맥을 따라 간으로 들어간다. 일부 아미노산은 간에서 분해되거나 단백질을 합성하고, 일부 아미노산은 계속해서 혈액을 따라 각 조직과 기관으로 들어가 각종 특이한 조직단백질을 합성한다. 간과 위의 기능에 이상이 생기면 어떤 결과를 가져올까? 아미노산 조성 효과를 예로 들어보자. 체내 단백질의 8종 아미노산은 한 가지 함량이 부족해도 나머지 7종 아미노산이 단백질을 합성하지 못한다. 하나라도 부족하면 안 되는 이 상황에서 '하나'는 모든 것을 의미한다. 사람이 건강하다는 것은 크든 작든 모든 것 하나하나가 서로 포용하며 연계되어 있다는 사실을 지금쯤 여러분은 깨달았을 것이다.

🩺 통풍인지 어떻게 알 수 있나

과다한 요산은 결정 상태로 몸속을 떠돌다가 관절이나 인대에 들어가게 되는데 … (기사 내용)

통풍에 걸렸는지 어떻게 확인할 수 있을까? 통풍의 형성과정부터 살펴보자. 과다한 요산은 체외로 배출이 되지 않고 혈액을 따라 여기저기 돌아다니다가 관절 부위에서 칼슘이온과 결합하여 화학에서 말하는 염이 형성되어 쌓인다. 백혈구가 이것을 이물질로 여기고 둘러싸면 종괴가 만들어진다. 이 부분의 온도가 올라가면서 염증이 형성되고, 염증이 혈액순환을 가로 막으면 통증을 유발한다. 관절이 붓는 느낌이 들 때가 바로 요산이 증가했다는 것을 의미하니 주의를 기울여야 한다. 이는 많은 통풍 환자들의 경험담이다.

또 다른 방법은 소변을 보고 판단하는 것이다. 소변의 지린내가 심하게 나는 경우도 종종 요산 함량이 높다는 것을 말해주는 것이니 유의해야 한다.

관절이 붓고 소변의 지린내가 나는 것은 통풍의 전조 증상이다. 청, 보, 조 통합 건강관리 방식을 따라 일찍 관리한다면 무서울 것 같은 통풍도 별 것 아닌 것임을 알 수 있을 것이다.

➕ 출장과 여행이 통풍을 예방한다

통풍 환자는 출장이나 여행 중에 급성 관절염으로 병원을 찾는 경우가 많다. 관절이 빨갛게 부어오르고, 심한 통증으로 인해 활동이 불가능하며 통증이 쉽게 가라앉지 않고 며칠 동안 지속된다. 심한 경우 이보다 더 오래 지속되기도 한다.

통풍 환자는 출장이나 여행 갈 일이 있다면 급성관절염이 생기지 않도록 주의를 해야 한다. 떠나기 전에 함께 준비를 해보자.

1. 준비

외출하기 전에 통풍이 발생할 가능성이 있는지 미리 체크한다.

(1) 최근에 통풍이 발생한 적이 있는가? 확률은 얼마나 되는가?

(2) 업무가 과중한가, 환경이 좋은가, 활동 및 정신적 스트레스는 어떠한가?

    −이런 것들이 통풍 발생에 영향을 미친다.

(3) 혈중 요산수치를 검사하라.

    −혈중 요산수치가 높을수록 통풍 발생 가능성이 크다.

(4) 약을 챙겨라.

    −요산 강하제 및 염증 억제제를 미리 챙겨가는 것이 좋다.

2. 예방

혈중 요산 농도가 높다면 최대한 빨리 정상 또는 정상 근접 수치까지 요산 수치를 내려야 한다. 요산이 정상이어도 평소와 똑같이 하던 대로 약을 꾸준히 복용해야 한다. 규칙적으로 요산 강하제를 복용한다. 외출을 하는 경우에도 음식을 조절해야 하며, 폭음과 폭식, 퓨린 함량이 과다한 음식을 절대 삼가야 한다. 또한 적당한 휴식을 취한다.

3. 예비 치료

통풍이 발생하기 몇 시간 전에 대부분 징조가 나타난다. 관절이 조금씩 아프거나 붓는 등 활동하기가 불편한 증상이 나타난다. 이때는 바로 현지 병원에 가서 진료를 받는 것이 병세의 악화를 방지하는 것이다.

🧰 통풍의 식이요법

다음은 통풍 식이요법인데 통풍 환자가 참고하면 좋겠다.

재료:

계골초 15그램(간의 해독작용을 돕는다), 율무 15그램(습열을 없앤다), 팽이버섯 10그램(통풍의 염증을 없앤다), 인동등 15그램(풍습을 없애고 경맥의 흐름을 원활하게 한다), 대추 6개, 샐러리 적당량, 배추줄기 약간(요산 배출을 돕고, 통풍을 예방한다)

만드는 방법:

탕으로 끓여서 자주 마시거나 1시간 정도 끓인 뒤 건더기를 없애고 죽을 끓여 먹는다.

2-9 불임

🧰 **통합적인 방법으로 임신 성공**

　UN 자료에 의하면 약 8~12%의 부부가 불임이라고 한다. '불임'의 정의는 부부가 정상적인 부부생활을 하고 배란기에도 적극적인 노력을 하는데도 불구하고 1년 동안 임신이 되지 않는 경우를 말한다. 또는 35세 이상의 부부가 6개월 동안 임신이 되지 않는 경우, 첫째 아이를 낳은 뒤 2년이 지나도 더 이상 임신이 되지 않는 경우를 말한다.

　아이를 낳아 기르는 것은 씨앗의 발아 과정과 같다. 건강한 임신 과정은 토양, 비료, 햇빛, 물 등 여러 가지의 원인, 과정, 결과가 완벽하게 이루어져야 한다. 체내 환경이 건강하고 평화로워야 불임증을 치유할 수 있고, 아기를 낳아 기를 수 있는 충분필요조건 또한 최적화해야 한다. 불임증에 관한 임상 연구자료를 보면

서양에서는 서양의학과 중의학을 결합한 불임 치료가 인기를 얻고 있다. 유럽 및 미국의 연구원들 역시 중의학을 통한 불임 치료의 긍정적 효과와 자연 임신 및 인공 수정, 임신 확률을 높일 수 있다는 긍정적 효과를 증명한 바 있다. 앞으로 서양의학의 미시적 분석과 중의학의 계통론 조절의 결합은 불임증 치료 효과를 더욱 향상시킬 것이다.

🧰 서양의학을 결합한 치료 효과

불임의 원인은 남성의 문제가 약 40%를 차지한다. 정자 수의 부족, 정자 활동량 부족, 정자 기형, 사정이 안 되거나 발기부전, 조루 등이 주된 요인이다. 이에 적합한 약은 용춘보(龍春寶)와 녹태환(鹿胎喚)이다. 용춘보로 신장의 양기를 북돋우고, 녹태환으로 정과 혈을 보한다. 증상에 맞춰 조절하면 개선 효과가 있거나 정상으로 회복이 된다. 불임 원인 중 여성의 문제도 역시 40%를 차지하며, 남성과 여성 쌍방 원인이 약 10%를 차지하고 나머지 10%는 원인이 불명확한 경우다.

여성의 불임 원인은 복잡하다. 배란 문제, 나팔관이 막혔거나 자궁 또는 자궁경부 문제, 면역, 원인 불명으로 나누어 볼 수 있다. 한 의학통계연구에 따르면 불임 환자가 중의약과 양약 병행

치료를 했을 때 임신 성공 기간은 평균 4개월로 나타났고, 양약 치료만 진행한 경우보다 3.5배 높았다. 평균 임신율은 $60\pm12.5\%$에 달했으며 양약 치료만 진행한 경우 임신율은 $32\pm10\%$에 불과했다. 배란 문제가 있는 경우 주로 고령노화, 다낭성 난소, 유즙분비호르몬 과다 및 무배란 생리 등으로 나타났다. 이 같은 경우에는 신장을 보하고 간을 소통시켜주며, 담을 없애고 경맥의 흐름을 원활하게 하는 치료방법을 사용한다. 정자와 난자의 결합 장애일 경우, 이를테면 나팔관 유착일 경우에는 기와 혈의 흐름을 통하게 하여 막힌 것을 풀어주는 방법을 위주로 치료한다. 수정란 결합 장애일 경우에는 통상적으로 내분비 기능 이상, 배란 후 황체에서 분비되는 황체호르몬 부족 또는 자궁내막 발육이상 등이 원인이다. 이때는 간과 신장을 보하고 기혈을 보해주는 치료를 진행한다. 기타 자궁내막증, 자궁근종, 자궁선종, 난소초콜릿낭종 또는 습관성 유산으로 인한 불임에는 출혈을 멈추게 하고 어혈을 제거하거나, 단단한 덩어리를 연하게 만들어주고 쌓인 것을 없애주는 치료방법을 사용한다.

중의학에서 생리불순 치료는 내분비 호르몬의 균형을 잡아주는 방법을 쓰기 때문에 서양의학에 비해 상대적으로 안전한 편이다. 하지만 단기간 치료로는 효과를 보기가 힘들다. 우선 체내 환경을 건강하게 만드는 것이 선결조건이다. 이것이 해결되면 불임 치료는 자연스럽게 해결될 수 있을 것으로 본다.

중의학의 불임 치료의 핵심은 간, 비장, 신장이다. 신장은 생식 기관과 연관되고 체내의 성 호르몬과 관련이 있다. 여성호르몬의 기능은 신장의 음의 일부분이고, 황체호르몬의 기능은 신장의 양의 일부분이다. 비장과 위는 소화계통과 연관이 있으며, 영양물질은 모두 비위의 흡수에 따라 충분한 기혈이 생성되므로 생리가 정상으로 회복될 수 있다. 신경내분비 및 시상 하부·뇌하수체-생식샘의 균형과 연관 있는 가장 중요한 기관은 간이다. 한 연구에 따르면 장기간 스트레스를 받으면 시상 하부 - 뇌하수체 - 부신(HPA)축 갑상선과 생식샘 기능을 억제하여 불임을 유발하는 것으로 밝혀졌다.

➕ 치료

질병은 '봄에는 태어나고 여름에는 자라고 가을에는 거둬들이고 겨울에는 저장한다.' 이 자연의 이치를 위배했기 때문에 발생한다. 현대의 불임은 현대인들이 차가운 음식을 좋아하는 것과 상관이 있다. 에어컨 바람을 좋아하고 차가운 음료를 마시고 비타민을 남용하고 정신적 스트레스로 인해 인슐린과 혈관 수축을 일으킨다. 정신적 스트레스로 인해 경락이 통하지 않으면 사이클의 정상적인 운행에도 영향을 미치게 된다. 이때는 하초(下焦)를 따뜻하게 하고 심장과 신장을 조절하면 건강 사이클을 회복할 수 있다. 영양과 음식 치료에 있어서는 아연과 비타민E가 풍부한 음식을 많이 보충하는 것이 좋다. 굴, 대합, 조개류 등과 같은 식품에 아연이 풍부하다. 비타민E가 함유된 식품으로는 호두, 아몬드, 캐슈너트 등 견과류가 있으며, 참기름, 땅콩기름, 옥수수기름, 밀맥아유 등 식물성기름이 있다.

삼가야 할 것으로는 차가운 것을 먹지 않고 차가운 성질의 음식을 삼가야 한다. 빙과류, 박과 열매(수박, 참외, 여주, 오이, 수세미, 동아 등), 감귤류(유자, 자몽, 귤 등), 포도, 옹채, 비름, 숙주, 샐러리, 양상추, 갓, 가지 등이 대표적으로 삼가야 할 식품이다.

일상생활에 있어서는 가능한 휴식을 잘 취해야 한다. 밤샘을 하거나 과도하게 긴장하거나 피로가 쌓이지 않도록 한다. 생리기간에는 청결위생에 유의하고, 수영을 하거나 장시간 찬물을 접촉하는 행위도 피하는 것이 좋다. 머리를 감고 나서 머리카락 말리기에도 신경을 써야 한다. 무엇보다 가장 중요한 것은 기분이다. 편안한 마음을 갖는 것이 중요하며 임신해야 한다는 심리적 부담을 줄이고 순리대로 따르면 임신에 성공할 것이다.

💊 중의학의 치료요법

중의학의 인공 주기 요법은 생리기간이 끝난 뒤부터 배란 전기(생리기간 6일-14일)까지 신장의 음을 보하고 활혈화어 방법으로 배란 촉진을 치료한다. 약선 이름은 '귀토익모음'(歸兎益母飮)이다.

처방은 당귀 15그램, 익모초 15그램, 토사자 15그램, 자석영 10그램에 물을 세 컵 붓고 끓인다. 두 컵 분량이 나올 때까지 끓이는 것이 적당하며 두 컵을 차 대용으로 마신다.

황체기에서 생리시작 전까지(생리기간 15일-28일) 양의 기운을 따뜻하게 하고 신장을 보하는 치료방법을 이용한다. 수정란 착상에 좋은 약선은 '종용양육탕'(蓗蓉羊肉湯)이다.

처방은 육종용 15그램, 파극천 15그램, 숙지황 15그램, 세 가지 약재를 깨끗한 보자기로 싸서 물을 붓고 30분 간 끓인다. 달인 물에 양고기를 넣고 익혀서 적당히 간을 한 다음 먹는다.

침 요법을 병행하면 치료 효과를 높일 수 있다. 이침과 체침을 병행하는데 이침은 자궁(이침의 혈은 혈자궁 보다 자궁을 쓴다), 난소, 자호를 위주로 하고, 체침은 관원, 신수, 삼음교, 혈해를 위주로 한다. 중의학 의약요법에 침을 병행하거나 인공 주기 요법을 함께하면 난소 및 자궁의 환경 개선 효과가 있어 치료율을 높일 수 있다.

🔲 불임증 6가지 유형

중의학의 변증치료에서는 여성의 불임에 대하여 6가지 유형으로 구분한다. 증상에 따라 처방도 달리한다. 가장 중요한 핵심은 신장이다. 신장의 기운 보충과 신장 기능을 강화하여 호르몬이 충분히 제공되도록 한다. 이렇게 되면 정상적인 배란이 가능할 뿐만 아니라 임신이 될 수 있는 자궁의 내적 환경을 만들어 유지할 수 있다.

1. 신음허형(腎陰虛型)

허리와 무릎이 시리고 생리가 늦거나 양이 적다. 심한 경우 얼굴에 홍조가 생기고 밤에 잘 때 땀이 많이 나고 머리가 어지러운 증상이 나타난다. 임상에서는 여성호르몬 부족 또는 난소 노화, 면역성 불임 환자로 분류된다. 이 유형에는 '익정종옥탕(益精種玉湯)'으로 치료한다. 식이요법으로 생지황, 숙지황, 황정, 하수오, 구기자 등 신장의 음을 보하는 약재 또는 여성호르몬 등이 풍부한 재료를 사용해 닭고기스프 등을 만들어 먹는 것이 효과적이다.

2. 신양허 또는 기혈부족형(腎陽虛或合倂氣血不足型)

성욕이 없거나 허리가 쑤시고 다리가 차갑다. 생리기간에 아랫배가 차고 아프며 따뜻한 것을 좋아한다. 배변 상태가 좋지 않고 쉽게 피로해진다. 임상에서는 루테인 부족, 기초체온표에서 고온기가 나타나지 않으며 심한 경우 배란이 되지 않기도 한다. 이 유형에는 '육린주방'(毓麟珠方)으로 치료한다.

식이요법으로 따뜻하고 보하는 효과가 강한 약재를 사용한다. 십전대보탕 또는 육종용, 동충하초, 당귀, 두충, 토사자, 상기생 등 신장의 양을 보하는 양고기탕을 먹거나 또는 신장의 양을 보하는 효능 외에 아미노산 및 비타민이 풍부한 약재 용안육, 호두, 검정깨 등을 많이 먹을 것을 권한다.

3. 비허담습형(脾虛痰濕型)

생리가 빠르거나 늦거나 생리기간이 일정하지 않다. 생리기간 중 복통이 있으며 생리혈 색이 어둡다. 평소에 성질이 급하고 화를 잘 내며 가슴과 옆구리가 부풀어오른 듯하다. 기초체온표에서 고온기가 불안정하다. 임상에서는 원인불명 또는 유즙분비호르몬 과다로 인한 불임증에 속한다. 이 유형에 자주 쓰는 처방은 '시호소간산(柴胡疏肝散)' 또는 '가미소요산(加味逍遙散)'을 가감한다.

식이요법으로는 자스민차 또는 장미차 등과 같이 향이 진하고 매운 맛이 좋다. 간의 기를 소통시켜 주는 효과가 있는 꽃열매류와 구기자를 함께 마시거나 또는 간의 기를 소통시켜 주는 불수과, 당근, 살코기를 함께 넣고 끓여 먹을 것을 권한다.

4. 간울기체형(肝鬱氣滯型)

대체적으로 뚱뚱하고 생리가 늦거나 양이 적으며 구역질을 동반하기도 한다. 기초체온표에 고온기 상승이 더디게 나타나고, 배란이 없는 경우가 잦다. 비만형 다낭성 난소 환자에게서 자주 나타난다. 이 유형은 처방으로 '창출도담환'(蒼朮導痰丸)을 선택하는 것이 좋다.

식이요법으로는 마, 의이인, 복령, 검실, 백출 등 비장을 튼튼하게 하고 소변을 잘 나오게 하는 약재를 사용한다. 사신탕 또는 미역갈비탕으로 비장을 튼튼하게 하고 습을 없애는 효과를 강화할 수 있다.

5. 기체혈어형(氣滯血瘀型)

생리가 늦거나 또는 생리가 나오지 않으며 생리통이 있다. 생리 양이 적거나 생리혈 색이 어둡고 혈에 덩어리가 섞여 있다. 임상에서는 나팔관이 막혔거나 자궁강 내의 협착, 자궁내막증 환자가 주로 이 유형에 속한다. 이 유형은 처방으로 '혈부축어탕'(血府逐瘀湯), '소복축어탕'(少腹逐瘀湯), 또는 '계지복령환'(桂枝茯苓丸)을 가감한다. 식이요법으로 혈을 잘 돌게 하는 효능이 있는 익모초를 이용해 갈비탕을 끓여 먹는다. 또는 단삼, 삼칠, 하수오를 이용해 닭고기탕을 끓여 먹거나 산사, 육계, 생강 등을 이용한다. 또는 갈색설탕을 넣어 차 대용으로 마신다.

6. 습열하주형(濕熱下注型)

생리 양이 많고 생리혈 색이 선홍색이며, 혈이 끈적하고 비린내가 나거나 불쾌한 냄새가 난다. 임상에서는 산부인과 질환의 염증(골반염, 나팔관염, 자궁경부염)으로 인한 자궁 협착 계발성이 불임을 유발한 경우에 속한다. 이 유형은 처방으로 사묘산(四妙散)을 가감한다.

식이요법으로는 인진쑥, 금전초, 연잎 등 습열을 없애는 효과의 약재를 사용하고 산사, 갈색설탕을 넣어도 된다.

인공 주기 요법을 사용하는 불임에 대해서 생리기간 전후에 적당한 약재를 선택하면 된다. 불임의 치료는 간을 부드럽게 하고 신장을 보하며, 생리를 조절하고 경락을 통하게 하는 방법을 사용하면 근본적인 치료가 가능하다.

"나는 내 인생을 검은 개 한 마리와 함께 했다." 처칠이 한 말이다. 그가 말하는 검은 개는 무엇일까? 우울증이다. 오늘날 우울증은 발병률이 높은 병이다. 주위를 유심히 살펴보면 많은 유명인들이 우울증을 앓았다는 사실을 발견할 수 있다. 주위의 많은 사람들이 가볍거나 또는 심각할 정도의 우울증에 시달리고 있다. 이 사실을 굳이 부인할 필요는 없다. 우울증을 '마음의 감기'라고 부르기도 하는데, 어느 누가 감히 자신은 감기에 걸리지 않을 거라고 장담할 수 있을까? 현재 우울증의 발병률은 무려 15%를 넘는다. 세계보건기구에서는 2020년이 되면 세계 인류의 사망 원인 중 우울증이 2위가 될 것이라고 예측하고 있다.

중국 무성영화 시절의 가장 대표적인 배우였던 완령옥은 결혼생활이 순탄치 않아 끝내 약물로 스스로 목숨을 끊음으로써 고통과 이별하였다. 그때 그녀의 나이 겨우 25살이었다. 전형적인 우울증 사례로 꼽힌다. 그녀는 사랑 때문에 사랑의 상처를 받고 결국 사랑을 위해 죽었다. 감정의 위기감은 사람을 한 순간에 우울 상태로 빠트린다. 2003년 4월1일, 만우절에 장국영은 홍콩의 시내 한 호텔 24층에서 몸을 내던졌다. 한 세기를 풍미한 대 스타가 이곳에서 떨어진 것이다. 장국영의 우울증은 1980년대로 거슬러 올라간다. 사업과 사랑은 그의 우울증의 주요 원인이었다. 1987년도에 쓴 자서전에 이렇게 썼다. "우울증에 걸린 것 같다. 그 이유는 아마도 나 자신에 대한 불만과 타인에 대한 불만, 세상에 대한 더 큰 불만인 것 같다." 중국계 미국인 작가 아이리스 장은 《난징대학살》단 한 권으로 세상에 유명해졌다. 하지만 비참하고 고통스런 역사를 연구하던 그녀는 우울증에 걸리고 말았다. 남경대학살에 관한 과정을 조사하고 관련 자료를 쓰는 과정에서 받은 정신적 고통과 상처에서 벗어나려고 안간힘을 썼지만 저승사자의 부름을 막을 수는 없었다. 미국 캘리포니아 주의 로스가토스에 세워진 차 안에서 권총으로 목숨을 끊은 그녀를 지나가던 사람이 발견하였다. 그녀의 나이 36세였다.

🩹 우울증 원인

생각은 비장을 상하게 한다. 비장은 기혈을 만드는 원천이다. 지나친 고민과 생각으로 비장의 기능이 원활하지 못하면 기혈이 부족해 결국에는 중기(中氣) 부족을 초래한다. 이것이 우울증이 생기는 요인이다. 임상에서 만난 환자 중 어떤 여성은 생리기간에 항상 침울하였고, 어떤 여성은 산후우울증을 앓고 있었다. 이 두 여성 환자의 공통점은 많은 혈의 소실로 인한 기혈 부족 상태였던 것이다. 우울증을 치료하고 예방하려면 기와 혈을 보충해야 한다. 우울증 역시 빈혈을 부른다. 왜냐하면 비장의 기능이 감퇴하면 영양 흡수가 부족해지고, 기혈이 부족하면 정신적으로 우울해지기 쉽기 때문이다. 따라서 우울증에는 기혈을 보충해야 한다.

심장은 신명과 연관이 있는데 심장이 약해지면 사람의 기분도 덩달아 영향을 받는다. 멍해지거나 괴로운 느낌이 든다. 시간이 지나면서 우울해진다. 반대로 멍해지는 증상이나 괴로움이 오랫동안 지속되면 심장이 약해지면서 우울해지기도 한다. 멍해지거나 괴로운 느낌은 어디서 오는 것일까? 직장에서 인정을 받지 못하거나 가정에서 따뜻함을 느끼지 못하거나, 이 두 가지 요인이 한 사람에게 찾아오면 가장 우울해지기 쉽다. 자신에 대해 긍정적인 생각을 가져야 한다. 좌절에 부딪치거나 자신감이 없을 때, 좌절과 고통이 쉽게 자신을 망치지 못하도록 우울증을 막아야 한다.

중국의 유명한 소설 《홍루몽》의 주인공 임대옥이 어렸을 때부터 부모에게 사랑을 받고 즐거운 마음으로 생활하고, 기분을 조절하는 법을 알고, 균형적인 식사를 하며, 적당한 운동과 청, 보, 조 건강 사이클을 지켰더라면, 게다가 보옥과 곤경 속에서도 한평생 잘 살았다면, 《홍루몽》의 비극은 탄생하지 않았다. 임대옥을 비극적 주인공으로 만든 것은 다름 아닌 자신의 성격과 우울증 때문이었다.

우울증을 예방하려면 육체적 상태와 정신적 상태에 대해 신경을 써야 한다. 육체적 상태는 비장과 위를 튼튼하게 하고 기혈을 보하는 것을 말하며, 정신적 상태는 막히지 않고 소통이 잘 되도록 해 자신감을 심어주고 정신적 부담 및 스트레스에서 벗어나도록 하는 것을 말한다.

➕ 우울증은 왜 성공한 사람들을 찾아올까?

깊은 슬럼프에 빠졌을 때 왜 아드레날린 분비가 증가할까? 아드레날린이 증가하면 어떤 결과를 가져올까? 성공한 사람은 어떻게 우울증을 극복할까?

한 기업의 부회장을 치료한 적이 있다. 마른 체형에 불교신자면서 선하고 조용한 사람이었다. 항상 작은 목소리로 말하고 나쁜 생활습관이나 취미도 없었다. 술과 담배도 하지 않았다. 미국의 명문대학 박사 출신으로 매우 똑똑한 그는 심각할 정도의 우울증을 앓고 있었다. 심지어 골다공증에다 불면증도 있었다. 비관적인 생각을 많이 했고 사는 데 흥미가 없었으며 자살을 시도하기도 했다. 필자가 변증에 따라 처방을 내렸다. 심장과 비장을 보하고, 간을 소통시키고 담을 따뜻하게 하며, 신장을 보하여 뼈를 튼튼하게 하는 치료방법을 썼는데 효과가 매우 이상적이었다. 성공한 사람이 전형적인 우울증을 앓는 사례 가운데 하나다. 관심이 있다면 성공한 사람들이 우울증을 앓고 있는 비율이 높다는 사실을 알 수 있다. 유명인사들이 실제로 우울증을 앓고 있으며 이 때문에 자살로 목숨을 끊는 사람도 적지 않다. 오스카 와일드, 어니스트 헤밍웨이도 그랬다.

언뜻 보면 이치에 맞지 않는 듯 보이기도 한다. 성공한 사람들은 돈도 많고 잘 산다. 호화로운 저택에 좋은 차도 있다. 이보다 더 중요한 것은 지위다. 사람들에게 존중을 받기에 그들은 우울하지 않으리라 생각된다. 우울해야 하는 사람은 생계를 위해 힘겹게 살아가는 사회 하층민들로 보인다. 하지만 바쁘게 살아가는 하층민들은 쉽게 우울증에 걸리지 않는다. 왜 우리의 생각과 반대인 현상이 일어날까? 고수들은 고독하기 때문이다. 성공한 사람들은 고수이다. 이들은 직장이나 사업에서 보통 사람들이 이르지 못하는 경지에 이른다. 바로 이 점 때문이다. 서 있을 수 있는 곳이 높기 때문이다. 그들을 이해할 수 있는 사람은 거의 없다. 대화를 하다 보면 그들은 보통 사람들과 같은 높이에서 대화를 이어가지 못해 정신적 고독을 느낀다. 게다가 성공한 사람은 완벽을 추구하는 성향을 가지고 있다. 일을 완벽하게 처리하지 못해 자신의 이미지가 실추될까 두려워한다. 장기간 이러한 근심·걱정에 시달리면 우울증이 찾아온다. 예술인들에게 특히 이러한 경향이 두드러진다. 이와는 반대로 생계를 이어가기 위해 고군분투하는 사람들은 자신만의 뚜렷한 목표와 이상을 가지고 있으며, 그 자체가 자의든 타의든 열심히 일하게 만드는 원동력이 된다. 이들은 보통 그다지 높지 않은, 현실적인 목표를 가지고 있다. 그래서 목표를 쉽게 이룰 수 있으며 그로 인해 기뻐한다. 이밖에 이들은 생각해야 하거나 정신적인 문제를 그다지 많이 고려하지 않는다. 그렇기 때문에 우울증에 쉽게 걸리지 않는 것이다.

성공한 사람이 우울증에 쉽게 걸리는 까닭은 스트레스가 크기 때문일 수도 있다. 그들은 이미 어느 정도 성공을 거두었고 정해놓은 새로운 목표 역시 원대하다. 실현하기가 쉽지 않다는 것이 스트레스를 부른다. 아울러 성공한 사람은 여러 문제와 상황에 대한 판단을 내려야 하는데 이는 결코 쉬운 일이 아니기 때문에 생각에 생각을 거듭한다. 이것저것 고려해야 할 게 너무 많으니 스트레스가 쌓일 수밖에 없다. 스트레스가 생기면 초조해지고, 심해지면 초조와 불안한 마음이 함께 온다. 더 심한 경우 정신분열까지 찾아온다. 내성적인 사람이 외향적인 사람에 비해 우울증에 더 잘 걸린다. 성공한 사람은 스트레스를 없애거나 완화시킬 수 있는 방법을 더 잘 배워야 한다. 자신을 너무 오랫동안 과부하 상태에 두지 말아야 한다. 성공한 사람들이 우울증을 앓는 근본 원인은 정신적 고독, 완벽 추구, 스트레스다. 스트레스를 없애고 실패와도 맞서보며 사람들과 많이 만나 교류의 장을 즐겨야 한다.

🩺 우울증 치료

우울증은 어떻게 치료해야 할까? 약물치료가 중요하지만 그것만이 유일한 방법은 아니다. 양약은 부작용이 크고 병이 쉽게 재발된다는 단점이 있다. 우울증은 마음에서 오는 병이므로 심리치료법을 이용할 수 있다. 이를테면 집중력 훈련 같은 것이다.

일본의 한 사례를 들어보자. 어떤 병원에서 정원에 메뚜기를 풀어놓고 환자들에게 긴 막대기를 하나씩 나눠 주었다. 막대기에 바늘을 꽂은 뒤 환자에게 막대기의 바늘을 이용해 메뚜기를 잡으라고 했다. 알겠지만 메뚜기는 예민한 곤충으로 동작이 무척 빠르다. 손으로 잡기도 힘든데 바늘로 어떻게 잡으란 말인가? 집중력이 필요하다. 집중해야만 메뚜기를 잡을 수 있다. 이 병원은 이 방법으로 환자들의 집중력 훈련을 실시하였다.

집중력을 기르기 위해 붓글씨 연습을 하는 것도 좋다. 전통 서예는 기의 집중을 중요시하였다. 마음에 어떤 잡념도 있어서는 안 된다. 조금이라도 마음이 흐트러지면 글씨는 비뚤비뚤 제 모양이 나지 않는다. 심지어 가로 쓰기 한 획도 바로 긋지 못한다. 따라서 붓글씨 연습도 집중력을 기르는 좋은 방법이다. 장기간 꾸준히 붓글씨 쓰기 연습을 하면 우울증을 예방할 수 있다. 서예 말고 마음을 마사지할 수 있는 방법이 몇 가지 더 있다. 웃기, 음악 감상, 그림 그리기, 꽃 감상, 독서, 조용히 앉아 있기다. 웃으면 대뇌에서 엔도르핀이 분비되기 때문에 기분이 좋아진다. 긴장을 풀어주고 스트레스를 조절해 주며 눌린 마음이 훨씬 가볍게 해준다. 웃기고 재밌는 유머집을 읽거나 코미디 영화나 TV를 보는 것도 효과적이다. 만담을 듣는 것도 좋다.

음악은 장르에 따라 각각 다른 심리적 변화를 일으킨다. 가볍고 즐거운 음악을 평소에 자주 들으면 우울증 예방에 좋다. 그림 그리기는 보통 물감을 많이 사용하는데 다양한 색상이 기분을 좋게 해준다. 꽃을 감상하는 것은 대자연에 가까이 가는 것과 같다. 자연은 잠시라도 사회의 고민에서 벗어나게 해주는 힘이 있기 때문에 스트레스와 억압에서 벗어날 수 있다. 이쁜만 아니라 꽃을 감상하는 것은 친구나 가족, 연인과 같이 할 때가 많은데 서로 정감을 나누고 기쁨을 함께 나눌 수 있는 기회가 된다. 자신이 좋아하는 책 또한 정신적 즐거움과 편안함을 선사한다. 이러한 즐거움과 편안함을 누릴 수 있는데 어떻게 우울증이 찾아올 수 있을까?

조용히 앉아 있기는 에너지 소모를 줄여주고 정신을 맑게 한다. 그리고 마음을 집중해 사소하고 번잡한 문제에서 해방될 수 있도록 해주므로 정신적 안정을 얻는다. 증국번은 어려운 결단을 내려야 할 때는 조용히 명상을 하고 난 뒤 머리가 맑아지면 실행에 옮겼다고 한다. 그가 극한 상황에서 작은 군대를 이끌고 태평천국을 진압할 수 있었던 것은 이러한 작은 습관 덕분이었다.

집중력과 마찬가지로 신앙을 갖는 것도 우울증을 예방하고 치료할 수 있는 방법이다. 신앙이 있거나 심적으로 의지할 데가 있으면 우울증에 쉽게 걸리지 않는다. 집중력은 초조함을 없애고 운동은 기분을 좋게 한다. 이밖에 운동은 우울증 예방에도 큰 도움이 된다. 소림사에서는 왜 그리 무술 연마를 숭상하며, 무술 연마로 선을 증명한다는 말을 할까? 운동을 하면 항우울 효과가 나타난다. 우연의 일치다. 무술을 연마하지 않으면 하루 종일 앉아 있어야 하는 스님들은 정신적 문제가 쉽게 생길 수 있기 때문에 움직여야 했던 것이다. 운동을 하면 대뇌에서 엔도르핀이 생성되어 기분이 좋아진다. 기분이 좋아지면 우울증이 찾아오지 못한다.

운동을 자주 하면 정신력을 기르는 데도 도움이 되므로 우울증에 맞설 수 있는 힘이 저절로 생긴다.

기분은 항상 우울해야 하는 걸까? 초콜릿을 하나 가져오자. 초콜 릿에는 우울한 기분을 없애는 신비한 효과가 있다. 초콜릿에 함유되어 있는 탄수화물과 지방은 대뇌가 행복호르몬과 엔도르핀을 분비 하도록 만들어 즐겁게 해준다. 초콜릿에 든 페닐에틸아민($C_8H_{11}N$) 이 항우울 효과가 있다는 것은 이미 과학적으로 밝혀졌다.

🔒 우울증 자가진단

우울증은 스스로 진단하고 스스로 예방할 수 있는 병이다. 심한 우울증은 전문의의 치료가 필요하므로 임의대로 약을 먹는 것은 금물이다.

해외에서 우울증에 걸린 동물을 실험한 적이 있다. 흰 생쥐를 우울증에 걸리게 한 뒤 물에 넣고 반응을 살피는 실험이었다. 물 에 빠진 생쥐는 살려달라는 본능조차 상실한 채 발버둥도 치지 않 고 그대로 익사하였다. 이 실험을 통해 우울증이 얼마나 위험한 지 알 수 있다. 오랫동안 우울증을 앓아온 환자의 대뇌 세포는 이 미 활력을 상실하였으며, 자살한 사람 가운데 70-80%가 우울증 을 앓고 있었다는 연구결과도 나왔다.

우울증은 이 정도로 위험한 병이다. 자가진단법을 알아야 할 필요가 있다. 우울증 징조가 있을 때 미리 예방할 수 있도록 말이다. 이 자가진단법은 미국의 신세대 심리치료 전문가이자 펜실베니아 대학의 번즈 박사가 설계한 '번즈 우울증 체크리스트'(BDC)인데 자세한 내용은 이 챕터의 부록을 참조한다. 우울증 예방은 식이요법을 통해서도 가능하며 용안육, 백자인(* 측백나무 열매의 씨) 또는 복분자 등의 약재를 먹으면 효과가 좋다.

식이요법

용안육은 맛이 달고 향이 좋으며 성질은 평이하다. 과즙이 진하고 윤기가 나며, 심장과 비장의 명약이다. 용안육은 심장의 혈을 자생시키고 심장의 기운을 보호하며, 비장의 혈을 기르고 비위를 튼튼하게 한다. 따라서 예민하고 생각이 지나치게 많은 증상을 치료한다. 심장과 비장이 상하거나 심장이 허하여 두려워할 때, 밤에 잠을 잘 이루지 못할 때, 비장이 허해서 혈을 통솔하지 못해 대변과 소변에 출혈 증상이 있을 때 치료효과가 있다. 용안육은 혈을 만들기도 하고 기를 보하는 효과도 있어 우울증 예방에 적합하다. 먹는 법은 자신이 좋아하는 대로 먹으면 된다. 닭고기와 함께 끓여 먹어도 되고, 쪄서 바로 먹어도 된다. 다른 방법으로 먹어도 괜찮다.

백자인(*측백나무 열매의 씨)은 약간의 단맛과 약간의 매운 맛을 가지고 있다. 향이 좋고 성질이 평이하며 기름기가 있다. 오장육부를 보하는 효능이 있고 향도 좋으며, 단맛이어서 비장과 위에 매우 좋다. 따라서 우울증 예방 및 치료에 사용한다. 백자인의 껍질을 벗기고 볶되 기름기를 없애서는 안 된다. 먹는 방법은 약선 요리가 좋다.

복분자는 간단하다. 신선한 복분자를 끓여서 차로 마시면 심장을 보하고 혈을 기르는 효과가 있다.

앞에서 말한 것은 모두 예방에 관한 내용이다. 우울증이 심각해지면 의사에게 치료를 꼭 받도록 한다. 우울증을 치료하는 기본 방법은 심장과 비장을 보하고 간과 신장을 보하는 것이다. 정신적 안정을 되찾고 혈맥이 통하도록 하며 비장과 위를 튼튼하게 하는 것이다. 그 이유는 비장과 위는 혈액을 만드는 원천이기 때문이다. 자주 사용하는 처방은 '인삼귀비탕'(人蔘歸脾湯)에 반하와 수수를 넣는다. 물론 환자의 상황에 따라 약을 가감해야 한다. 그리고 환자가 잠을 충분히 자고 햇볕도 자주 쬐고 운동하는 것이 치료에 도움이 되므로 약 처방과 함께 진행하도록 한다.

양약

우울증은 양약으로도 치료가 가능한데 자주 쓰는 3대 약은 다음과 같다. 삼환계 항우울제(TCA), 비전형 항우울제와 모노아민산화효소억제제(MAOI)이다. 이밖에도 재발성 우울증 치료에는 리튬을 이용해 발작 정도와 발작 횟수를 낮춘다. 처방은 반드시 정신과 전문의와 상담을 거쳐야 하며, 약을 복용하는 경우 규칙적으로 혈중 리튬 농도를 검사하여 약물 과다 사용과 약물 중독을 피하도록 한다.

이런 종류의 약은 보통 2-3주 정도 지속적으로 복용해야 효과가 나타나는데 재발율도 높다. 중요한 것은 부작용이 심하다는 점이다. 삼환계 항우울제의 부작용은 입이 마르고, 사물이 분명하게 보이지 않고 변비, 배뇨곤란 증상이 나타나거나, 머리가 어지럽고 잠이 계속 오거나, 땀이 나고 손이 떨리는 증상이 나타난다. 약을 복용하는 시작단계에서는 약을 조금씩 복용하는 것이 중요하며, 전립선 비대증 또는 폐쇄각 녹내장 환자는 이런 종류의 약을 복용해서는 안 된다. 비전형 항우울제는 위에서 말한 부작용이 덜 나타나는 편이다. 그리고 일부 약은 머리가 어지럽거나 졸리는 증상이 나타난다.

모노아민산화효소억제제는 혈압을 내리는 효과가 있으나 머리가 어지러운 증상이 나타난다. 이런 부작용은 시간이 지나면서 사라진다. 약을 복용하는 동안에 환자는 혈관 수축 작용을 하는 식품이나 약을 먹지 않아야 한다. 치즈, 소금에 절인 생선, 간, 과다 숙성된 바나나, 누에콩, 간장, 초콜릿, 신맛 나는 채소요리, 맥주, 효모제품 등의 섭취를 삼가야 한다. 그리고 마음대로 다른 약과 함께 복용해서도 안 된다. 기타 항우울제 또는 항정신정의약품 등과 같은 약에도 주의한다.

리튬은 구역질, 설사, 손 떨림, 갈증, 소변량 증가 등의 부작용을 일으킨다. 하지만 혈중 리튬의 농도는 치료 범위에 있어서 그렇게 심하지 않다. 리튬 농도가 과다하면 경련이 일어나거나 의식불명이 된다. 혈중 리튬 농도의 과다를 방지하기 위해서 환자는 물을 많이 마셔야 하는데 하루에 적어도 1.5리터는 마셔야 한다.

번즈 우울증 체크리스트

1. 슬픔 : 줄곧 슬프거나 비애에 젖어 있습니까?

2. 절망 : 미래에 대한 비전이 없다고 생각합니까?

3. 자존감 상실 : 자신이 가치가 없거나 실패한 사람이라고 생각합니까?

4. 열등감 : 하는 일이 마음처럼 되지 않고 다른 사람보다 못하다고 생각합니까?

5. 죄책감 : 모든 일에 대해 자신의 탓이 라고 생각합니까?

6. 주저 : 어떤 일을 결정할 때 주저하거나 망설입니까?

7. 초조불안 : 요즘 화가 나거나 불만 상태에 있습니까?

8. 삶에 즐거움이 없다 : 일, 가정, 취미, 친구에 대한 즐거움이 있습니까?

9. 동기 상실 : 좌절한 이후 일에 대한 동기가 없습니까?

10. 자신이 가엾다 : 자신이 늙었고 매력이 없다고 생각합니까?

11. 식욕변화 : 식욕이 떨어지거나 자신도 모르게 폭식·폭음을 합니까?

12. 수면변화 : 불면증이 있거나 하루 종일 체력이 떨어져 졸립니까?

13. 성욕상실 : 섹스에 대한 관심을 잃어버렸습니까?

14. 건강염려증(건강 불안 장애) : 자신의 건강에 대해 자주 불안합니까?

15. 자살충동 : 삶에 가치가 없거나 죽는 것이 더 낫다고 생각
     합니까?

테스트 후 자신의 점수를 계산한 뒤 우울증 정도를 알아본다.

0~4점	우울증 없음
5~10점	가끔 우울한 기분이 듦
11~20점	가벼운 우울증
21~30점	중간 정도의 우울증
31~	심각한 우울증

증상표

다음과 같은 증상이 있다면 우울증일 가능성이 있다. 우울증은 가
능한 빨리 전문의와의 상담을 통해 진료를 받는 것이 바람직하다.

불면증	꿈을 많이 꾼다	건망증	소변이 잦다
잘 때 땀이 난다	이명	무섭다	가슴이 답답하다
성욕이 없다	머리가 아프고	엉뚱한 생각을 한다	빛과 소리가 싫다
아랫배가 불룩하다	체력이 떨어진다	손발에 열이 난다	식욕이 없다
횡설수설 한다	초조하고 화를 잘 낸다	가슴이 답답하고 옆구리 쪽에 팽만감이 있다	자포자기 한다
기분이 가라앉는다	표정이 시무룩하다	허리와 무릎이 시리다	집중력이 떨어진다
많이 자도 피로가 풀리지 않는다	대변이 무르거나 변비다		

■ 부록 1

전문용어

승강(升降); 위로 발산시켜 버리는 작용

양승(陽升); 양이 일어남

음승(陰升); 음이 일어남

편양(偏陽); 양에 속한다

편음(偏陰); 음에 속한다

자음(滋陰); 음이 증가한다

울체(鬱滯); 공기 따위가 답답하게 막히거나 가득참

본태성 고혈압; 원인 질환이 발견되지 않는 고혈압

하초(下焦); 배꼽아래 부위로 콩팥, 방광, 소장 따위의 장기를 말한다.

섬용현상; 혈액응고 결과 형성돤 섬유소를 효소작용을 통해 용해하는 현상

삭진위담(爍津爲痰)

청폐청간(淸肺淸肝)

방향화습(芳香化濕)

오곡위양(五穀爲養)

오과위조(五果爲助)

오축위익(五畜爲益)

오채위충(五菜爲充)

위완통(胃脘痛)

보간비신(補肝脾腎)

소갈(消渴)

삼소(三消)

삼갈(三渴)

상소(上消)

중소(中消)

하소(下消)

비단(脾癉)

소소(消宵)

음허혈체(陰虛血滯)

기허탁류(氣虛濁留)

거풍활락(祛風活絡)

청간건비(淸肝健脾)

이습화탁(利濕化濁)

청열해독(淸熱解毒)

온경산한(溫經散寒)

이기행체(利氣行滯)

인명

도서명

《본초강목(本草綱目)》

《상한론(傷寒論)》

《신농본초경(神農本草經)》

《금궤요략(金櫃要略)》

《사성심원(四聖心源)》

《본초경소(本草經疏)》

처방명

이인환(利咽丸)

위보(胃寶),

노맥환(蘆麥丸)

건곤교태환(乾坤交泰丸)

백합고금환(白合固金丸)

소요산(逍遙散)

향사육군자탕(香砂六君子湯)

통사요방(痛瀉要方)

윤장환(潤腸丸)

시호서간탕(柴胡舒肝湯)

보기음통맥(補氣陰通脈)

소합환(蘇合丸)

용춘보(龍春寶)

녹태환(鹿胎喚)

종용양육탕(苁蓉羊肉湯)

익정종옥탕(益精種玉湯)

육린주방(毓麟珠方)

시호소간산(柴胡疎肝散)

가미소요산(加味逍遙散)

혈부축어탕(血府逐瘀湯)

소복축어탕(少腹逐瘀湯)

계지복령환(桂枝茯笭丸)

사묘산(四妙散)

창출도담환(蒼朮導痰丸)

내 몸에 꼭 맞는 동서양 음식궁합

초판 1쇄 인쇄 2016년 10월 25일 | 초판 출간 2016년 10월 31일 | 저자 왕샤오자이(王曉齋) | 옮긴이 심지언 | 감수 정종호 | 펴낸이 임용호 | 펴낸곳 도서출판 종문화사 | 편집 이태홍 | 인쇄·제본 (주)두경 | 출판등록 1997년 4월 1일 제22-392 | 주소 서울시 은평구 불광동 354-7. 3층 | 전화 (02)735-6891 팩스 (02)735-6892 | E-mail jongmhs@hanmail.net | 값 15,000원 | © 2016, Jong Munhwasa printed in Korea | ISBN 979-11-87141-01-3 03510 | 잘못된 책은 바꾸어 드립니다.